# 柔軟に挑む

現代医学の盲点・骨盤の粗面と仙腸関節

寺本 喜好〔編著〕

またひらこう会〔協力〕

翔雲社

# はじめに

　本書の第1部は福知山支部の患者さんたちが主宰されていた「またひらこう会」で発表された生の体験発表そのものと、その後投稿して頂いた赤裸々な体験談です。「またひらこう会」の名称は難症の股関節脱臼症を含めた患者さんたちの発意で、「心を開いて股も広げ、何度も開いて励まし合いましょう」と切なる願いを込められた名称です。患者さんの中には「遠いところから来て、高い料金を支払い、時には痛いこともされて、有難うとお礼言わないかん、それでも来ないといけない！」と本音を吐かれることがあります。永年苦しみ、あきらめや絶望の境地から脱出されて、本人の持つ「自然良能」を引き出し、元気を取り戻される姿に私の方が大いに励まされています。この記録は残しておきたいと遅ればせながら上梓した次第です。

　そして第2部には解剖学を基本とした運動生理学を駆使して、行き着くところ「つる草」や「軟体動物」などのような柔らかい身体を目ざして、色んなことに柔軟に対処できるように、また昨今の新型コロナウイルスなど混沌とした第三次世界大戦にも匹敵するような見えない敵とも臨機応変に対処でき、ピンチに対してはチャンスとして向き合えるよう希望と願いを込めて記したものです。

　50年近い治療体験を通じて見えてきたものは骨盤が生命誕生の故郷であるということです。私たちは骨盤から生まれ、骨盤を基盤（動く土台）に発育成長し、いつも動きは小さいが凄いエネルギーで駆動する中心軸を有し、全身を動かして豊かな人生を謳歌してきました。二足のみで安定して立位をとることは並大抵に

できることではありません。日常の作業、スポーツなど曲芸的で芸術的ともいえる諸行の積み重ねからやっと得られたものです。

悩み苦しまれる症状の大元には腰や足の負担から臓器を含めた諸病が発症し、体の中央にある骨盤に最も早く現れ、仙骨の下垂、寛骨の左右差、捻転などの骨盤変位の兆候が見られます。意識して疲労素を取り除きながら鍛えていかないと腰痛、だるさなど感じられ、足の血行不良や疲れなどで浮腫みや垂れ尻、顔や顎のシワ、乳房などにも弛みが出てくるのも全て地球の重力の影響を受けていると考えられます。

私たちは日ごろから溜まった疲労素を放出し除去しないと、新しい栄養が届けられません。治療は循環の悪くなった箇所を見つけ疲労素を取り出して新しい血液を送り届け、やがて自然良能を引き出せるように周りから手助けすること、これが私たち治療師の務めです。

私事になりますが1974（昭和49）年、ご縁があって東邦医科大学の石塚寛助教授の紹介で解剖学教室に聴講生として解剖見学が許され、興味のある骨盤標本を3年間つぶさに拝見させて頂きました。さらに幡井勉教授の推薦で日本解剖学会にも入会し、全国の学会に出席してきました。しかし、その当時も骨盤の研究発表は殆どありませんでした。1985（昭和60）年から自然良能会本部講習会で石塚先生が世界の多くの骨盤研究論文を紹介されるようになり、1991年放送大学の卒業論文に引用して東邦医科大学の五味敏昭助教授の多大な援助によって卒業することができました。その後2年間の研究生時代より6編の研究論文を理学療法誌に掲載してきた経緯があります。

1998（平成10）年1月24日早朝、「骨盤治療法」だけは残し

て逝きたいと、骨盤調整法の創始者五味雅吉会長は奥さんの美那子さんの膝元で昇天されました。多くの著書を世に出され医学界に新しい波紋を広げて国内のみならず海外にも隆盛を極めました。その後 20 年以上にわたり令息五味勝先生が自然良能会を引き継いで牽引して頂いています。私も若輩ながら初代五味雅吉会長の熱意を少しでも引き継ぎたいと、骨盤の威力に心から魅せられ、1990 年代の骨盤に関する論文を和訳して私なりの骨盤研究に取り組みました。そうして齢を重ねることによって骨盤や腰部はどのように変化していくのか、とても興味が膨らみ 30 年あまり骨盤の計測を続けています。まだまだ不十分ですが一定の傾向や成果が見られ、2017（平成 29）年、五味敏昭埼玉県立大学教授の執筆にて長崎大学で開催された「第 122 回日本解剖学会」のポスター展示に発表させて頂きました。

　こうして辿り着いた今、体の動きには中心軸があって仙腸関節を動かし全身を駆動する「骨盤粗面」の存在に気付き、理論的にも実際の治療においても納得できるようになり、生涯にわたり負担の大きく係るストレス部位であることが判明しました。今回はこれまでの実状と成果をまとめ、骨盤粗面の有効な治療法がこれから見出せればこの上ない幸せです。


2024 年 7 月　寺本喜好

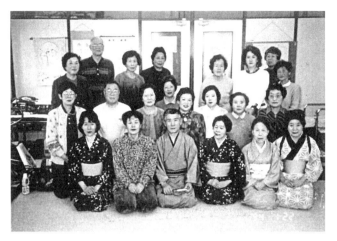

またひらこう会（前列左より2人目から会長、筆者、妻）

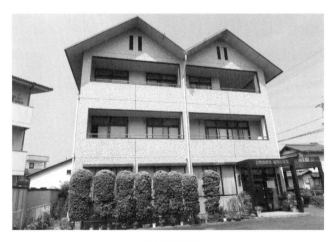

寺本治療所

# 目　　次

## 第1部　21名の体験記　　　　　　　　　　　　　　　　1

### 第1章　腰痛編　3

### 第2章　腰椎椎間板ヘルニア編　23

### 第3章　脊柱管狭窄症編　37

# 第１部

21名の体験記

# 第1章 ▶ 腰痛編

## Case 1

### たかが腰痛と知らず壊して気付いたら

寺田信子（66歳）農業　兵庫県朝来市
1993（平成5）年3月11日発表
1993（平成5）年1月23日初診

まだ治療は浅く途中ですが、これまで無謀な体の使い方に苦しみ、色んなことを反省されて再度立ち上がる喜びと希望を持たれた方です。

　まだ、治療途中の事で体験発表など出来る段階ではありませんが、つたない経験を述べさせていただきます。

　病歴なども今までに発表された方のように、あの時こうしてこうなったというのは何十年も前のことで記憶もはっきりしていません。ただ言えることは町の小農の家に生まれ、何の苦労もなくＯＬなどしていた私が、食料難の時代とは言え一町歩余りの大農家に嫁ぎ、独楽鼠（こまねずみ）のようによく働く義父母に付いてひたすらよく働いていたということ。今のように大型農機具もなく、身体をこき使っての作業ばかりで、サラリーマンの主人に代わって次第に農業の主の座にまでついてしまいました。このあたりから少しずつ腰を痛めていたように思います。そこへ交通事故も重なり一層調子を狂わせてしまいました。事故の傷は特別大けがというものでもなく、頭を打って長く頭痛が続いたので牽引

3

に通い、注射を頸椎に何度か打ってもらいましたが、同じ症状なので２ヶ月くらいでやめ、あとは枕を工夫して何時とはなく忘れ去っていたのです。

　今思えば随分素人判断で暴挙な事をしたものですが、当時としては子供も小さかったし義父母も年老いてきておりましたので仕方なかったものと思っております。その時分から、巨大迷路に迷い込んだようにあちこちと病院、鍼灸院、電気療法、気功術とあらゆるものに迷い、うろうろ、うろうろ壁にぶち当たり失望を繰り返しこちらの治療所を教えられた時は、ほとんどへとへとに疲れておりました。

　若さと気力で乗り切ってきた身体も、腰痛と膝の痛みで夜も足の置き場がなく、昼は引きずりながら歩いても100ｍも行けば休まなければ先に行けないし、それにもましてお腹の調子がしょっちゅう不安定で、食べ物には随分気をつけて食べていかなければなりませんでした。また、一旦当たるとトイレから出られないほど苦しむので主人に助け出されることもしばしばでした。だから、夏でもカイロは手離せません。お友達が楽しそうに旅行に出かけられてもお腹の事が心配でとてもついては出かけられません。いつもお断りばかり。楽しいお話を聞くだけで指をくわえて聞くだけの私の心の内、お察しください。

　そうこうして居る内に、なんとなく身体中から力が抜けたようになって、仕事も億劫になり、顔色も優れず血糖値が上がって、内科にかかり10ヶ月ほど３種類の薬を飲み続けましたが、なかなか快方に向かいません。眠りも浅く昼間もボーっとしてどうしようもなく、何とかしなければと思うだけで、うつうつと日を過ごしておりました。

　そして、その内科医院の待合室でＯさんに出会いこちらの治療所を教えていただいたわけです。早速主人に相談し、連れてきてもらいました。初診の時、先生は「ずいぶんポンコツになっていますね！治るかわかりませんが出来るだけ来てみてください」と言っていただきました。私もせめてあと５年働きたい。よろしくお願いしますと言い帰りました。以後、週２回お世話になっていますが、反応というか、いろいろ症状も出て不安になるときもありますが、顔色も友達がびっくりするくらい良くなり、膝の痛みも取れて座れるようになりました。趣味の謡曲、大正琴も正座して演じられた時はとても感激しました。正座が出来ると食事もおいしいし、声も腹の底から出せるようで、こんなに関係深いものとは思いもよりませんでした。

　主人も初めは運転手の役目を引き受けてくれていましたが、３回目くらいからともに治療を受けております。若いころの交通事故の後遺症で身体中が硬くなって苦しんでおりましたが、お蔭様で二人とも快方に向かっております。これからは、二人仲良く旅行でも楽しみながら、人生の最期を迎えたいと夢ふくらませております。

## Case 2　夢

福山美樹（56歳）　京都府福知山市
1993（平成5）年11月27日発表
1992（平成4）年7月14日初診

仙腸関節捻挫による腰痛といわれて倦怠感もあると見えた方で、いつも若い万年青年タイプの方です。いろんな体験から人生半ばを過ぎても柔軟な気持ちで辿り着かれた結論だと思います。

　神様から「貴方の夢を3つ叶えてあげましょう」、このようなお告げがありましたら、皆様は直ぐに希望をお願いすることが出来ますか。これが1つだけでしたら、私の場合迷わずに「健康な体を下さい」とお願いします。皆様も多分、私もそうやなァ！と納得頂ける方が多いのではと思います。人間いろんな欲の塊りです。あれも欲しい、これも欲しい、でも基本となるのは、やはり健康体ではないでしょうか。丈夫で長生き、これが共通の願望です。そして、やはり身体と心の2つが健全であってこそ、健康な人と言えるのではないでしょうか。

　あの世に参りました時に、閻魔大王が判定をしてくれます。お前さんは何時も人にやさしく、また色々と努力をしたから極楽池の方へ、どうぞお前さんは、ゴンベと不平の毎日やったから、地獄池で苦労してこい。これが仏の道の作り話ではあっても、極楽池でのんびりしたいものです。

　昔ある田舎で毎日嫁いびりをする姑さんがいたそうです。近所の人は、ようできた嫁さんだのに何であんなにいびるんやろ、ほ

んにあの姑さんは鬼婆やと噂していました。そんな姑さんが嫁に向かって、近所の人は私のことを鬼婆と噂している！　鬼婆と言う題で歌を詠めと言いました。嫁さんは暫くして「仏にも勝る心と知らずして、鬼婆なりと人は言うらん」と詠んだそうです。さすがの婆さんも、嫁さんに手をついて謝り、以後人もうらやむ仲の二人になったそうです。勿論人の道を教える作り話ですし、世の中そんなに甘くありませんし、また綺麗事で過ごせないのも現実です。でも、この話は嫁さんの勝ちだけで終わらせたくはありません！姑と嫁の温かさ心のつながりの大切さを学びたいものです。

　通所中は寺本先生以下スタッフの温かい治療を受けて、楽しいリハビリの時間ではありますが、時々苦痛も入ります。我々はやはり患者です。でも私は「間者」と思っています、つまり病人と健常者との間（ハザマ）の人です。本人の心と努力でどちらにでもなれる立場です。俗語の中に「知恵とナントカは生きてる時に使え」と聞きました。ナントカの方は別にして、何十年の人生で培った知恵をしっかり使い切りたい。どのように生かすかは、人それぞれ本人次第で楽しい夢を咲かせたいものです。笑われるかもしれませんが、私は「青春」という言葉が好きです。「青春」という年齢ではありません。自分の今の目標に向かって一生懸命な姿、これが私、貴方の「青春」です。痛む身体は辛いものです。でも心まで痛めては身体が可哀相です。　どうか、多くの間者殿、新しい年は必ず良い事があると信じて夢を持って、小さな愚痴と大きな希望で共に頑張りたいものです。

## Case 3　酒蔵の杜氏として

和田史郎（67歳）農業　兵庫県朝来市
1993（平成5）年9月25日発表
1989（平成元）年5月25日初診

農業の傍ら出稼ぎや重労働をされ、腰椎もかなり変形のある方でした。治療を一時中断されましたが、ひどい腰痛から立ち直られた方です。

　私が初めて先生にお世話になったのは今から5年前の67歳の時です。職業は農業でして冬期間11月から翌年4月まで酒造杜氏として18名の方々を引き連れて灘の酒造会社へ出稼ぎに出かけ、帰れば瓦屋根の屋根葺きとして15年間働き続けてまいりました。ご存じの様に屋根葺きは重い瓦を運び葺き始めると一日中、中腰で葺き続けるので腰を痛めることは人一倍です。その結果、腰痛を起こし和田山にあります整形外科病院で診ていただきますと、レントゲンの写真では腰の骨が変形しており、どうすることも出来ないとの事で貼り薬を頂いただけでした。病院で診ていただくまでは、鍼、灸、電気治療、柔道整復術などいいと言われることは何でもやりました。

　その頃本屋さんで『腰痛あまりにも多すぎる』の本を見つけ、一度治療を受けてみようと思って新大阪の五味先生の元へ参りました。朝4時に和田山を出発し川西市の娘の所へ車を預け、阪急電車で大阪駅まで出て、新幹線の新大阪に7時半に着きます。治療を受けて帰ると夕方になります。2週間続けて通いましたが、

すっかりくたびれてしまいました。五味先生のお弟子の方でしたが「和田さん、お宅は和田山から通っておられますが、福知山の寺本先生の所へ行かれた方が近くていいのでは」と言われました。改めて本を見ますと寺本治療所の詳細が載っていました。それから先生の所でご厄介になっております。

　冬期間は酒造で神戸の方に行っておりますので治療を受けることが出来ず、専ら会社の寮で自己療法を欠かさず続け、4月に帰れば先生にご厄介になる状態を2年半ほど繰り返しており、腰の方も大変よくなり曲がりかけていた状態でしたが、姿勢も良くなり気分的にもはつらつとして参りました。以前の沈んだ気持ちからこんなに良くなるなんて先生のお蔭と有難い気持ちで一杯でした。同時に何とかもう一度会社に出て働きたいと思っていました。酒造りの方も一昨年まで続けておりましたが蔵人の平均年齢が67.8歳というような高年齢で若い人の入ってこない社会で、このままでは会社に迷惑をかけると思いまして辞職させて頂くことにしました。会社の方はもう2年何とか勤めてほしいと言われましたが、辞めさせていただくことにしました。10年前家内を58歳の若さで亡くしましたので家におりましても誰も話し相手がなく、何時も心の中にぽっかり穴が開いているような淋しさで、外に出て就職でもすれば忘れることもあると思って和田山の家具製造の会社に就職しました。

　無理をした関係上、今度は左足の膝を痛めてしまいました。レントゲン写真では膝の骨が上下とも開いてしまっているとのことで、年齢故、今後大事に付き合ってゆかねばとの外科の先生の言葉でした。痛み止めの注射しかしてもらえず、気分もすっかり落ち込んでしまいました。死ぬまでこんな状態で暮らしていかねば

ならないかと思うとたまらない気持ちに襲われる日々でした。人間の心の弱さというものを今から思うとつくづくと感じました。もう何処へいくところもない！寺本先生しかご厄介になる処はないと再度ご厄介になっています。

　5月にご厄介になった時は、座ることは勿論痛くて足を引きずって歩く状態でした。足が上がらない為、ちょっとしたところにつまずく有様でした。この頃では、長いことは駄目ですがそうっと座ることはできるようになり、こんな嬉しいことはありません。先生有り難うございます。今でも後悔しておりますが、2年前続けて治療に専念しておれば腰の方もすっかり良くなり膝も痛めずに済んだだろうと残念でなりません。

　どうか皆さんは私の様に中途で挫折することなく治療に専念されますようにお祈りいたします。こんなことを申し上げては先生に失礼かとは存じますが、多くの方がこの良能会の恩恵に浴されますよう医療保険の制度が実施される日を念願しつつ体験発表を終わらせていただきます。

## Case 4 　教習所教官として

西山朋美（74歳）無職　京都府綾部市
1993（平成 5）年 4 月 24 日発表
1992（平成 4）年 9 月 16 日初診

西山さんはある会社の養成校の教官を長くやってこられた方で、礼儀や道徳、言葉遣いなど模範的でとても細やかに語って頂きました。腰痛や胆石症などもいつの間にか症状がなくなり、病歴を逆さに戻られるように腰痛を最後に後期高齢者を生き抜かれた方です。

　私は寺本先生にお世話になって、ようやく半年が過ぎただけの、細やかな体験しかありませんので 8 年、9 年、10 年とご苦労なさった皆様には比べようがございません。今年の新年会の時に「2 月に体験発表をして下さい」と、幹事さんにおっしゃって頂いたのですが、その時はまだ 4 ヶ月目だったので「わたしなどとんでもない」と、思いまして、あわててお断り致しました。然しながら「またひらこう会」についても、いつもお骨折り下さっておられるから無下にお断りしては申し訳ないような気持になりまして、改めて「あと 2 ヶ月待って下さい」と、申し出ました。そうお約束したところでたったの 2 ヶ月をプラスしても何にもないのになア！」と、思いますと、恥ずかしいやら、おかしいやら実に困ってしまいました。そうこうするうちに日はどんどん過ぎて行ってしまいました。

　ところが、どうでしょう、2 月と 3 月の、この 2 ヶ月の間に私にとっては初めての、腰痛の体験が突如起こったのです。その上

にきつい風邪までかかって寝込んでしまったというわけです。これは人様に申し上げるほどの体験のない私に神様が下さった恵みだと思う事にいたしまして、そんなわけで、おこがましい思いを越えてお話させて頂くことに致しました。

　昨年の6月初め頃のことでした。私は急に夜になってから胃の辺りが、キリキリ痛みだして息も詰まるような思いで脂汗をかいておりました。ベッドに入っても寝るどころではありません。伏せても横を向いても痛みはどうにもなりませんでした。夜通し一所懸命に我慢していたのですが、それでもウトウトして目覚めてみるともう朝になっていました。不思議なことに昨夜のあれほどの痛みはなくなっていたのです。やれやれと思いましたが何かしら、重苦しい感じは胃の辺りにまだ残っていたものですから「もしかして胃癌ではなかろうか？」と、心配になりまして、その日すぐ病院に出かけました。私が「胃が痛みます」と、申しましたので、お医者さんは胃カメラで検査されました。胃カメラを飲むのは嫌なものですが、検査の結果は「胃はどうもありませんよ！何か神経的なものでしょう」とおっしゃって痛み止めの薬を出されたので、それを受け取ると「何はともあれ、異常なしだから…」と、ほっとした気分で帰宅致しました。

　実は私はその頃、夏だというのにいつも胃の辺りが冷えて寒かったのです。不快感が常にありましたので冷房の効いた部屋とかバスなどに乗る時は、タオルを四つ折りにして胃の上に当てて冷えるのを防いだりしていました。この頃、次々と行事が重なって私は忙しい日を送っていましたので、その忙しさで胃の辺りの不快感を紛らわせていたように思います。さて、その内科での診察後のことですが、何の治療もしてないのに、その後は一度も痛

くなりませんでした。安心しているうちに１ヶ月は直ぐ経ってしまい７月半ばになった時、再び突然あの胃痛が襲ってきたのです。痛くてたまらないので病院の薬の嫌いな私なのに、６月に貰っていた痛み止めを飲んでみましたが、直ぐには治りませんでした。一晩中、苦しんで朝目覚めてみると、あのきつい痛みは消えていました。しかし、その日も不安に駆られて病院に行きますと、今度は違った方法での診察をされたので、私の胃の辺りが画像に写し出されて、横臥している私にもそれが良く見えました。「これは胆石ですよ」と、指差されるのでよく見ると水色の中に銀と白の小粒のものがあって、それが夜空の星のようにキラキラ光ってとても美しく見えました。私には、それがどうしても胆石には見えませんでしたが、お医者さんが「これは未だ小さい石ですが放っておくと、どんどん大きくなって手術の時大変ですから、今の内に直ぐ手術をした方がよろしい。CT検査も明日します」と言われまして、翌日のCT検査の結果も間違いなく胆石だったので直ぐ手術をするように勧められました。それで「家の者とよく相談しまして…」と申しまして、病院を出た私はその足で、いつもお世話になっている漢方薬の先生に相談に行きました。「漢方薬には昔から胆石を溶かす薬があるので、それを飲んでみて下さい」と出して下さった漢方薬を貰って帰ると直ぐに飲みました。随分前に神戸の妹から、送ってもらっていた五味先生の『体は骨盤から治せ』と、いう本の胆石の頁を読んでみたのです。そこには「肝臓や胆嚢の悪い人は、右下腹部が硬直している。骨盤が狂った8割の人の右側の仙腸関節が狂っている。すると右の骨盤が上がり、右の下腹部が圧迫されて血流が悪くなると共に、肝臓も身体の右側にあるから同様の圧迫を受ける。だから、いくら胆石を手術で

取っても溜り易く、癒着も起こしやすい」と、書いてあったので充分には、よく分かりませんでしたが、要はいくら手術をして石を取っても、胆石は又出来るということだと理解して、神戸の妹に相談したところ「それだったら直ぐいらっしゃい。大阪にも五味先生が居られるから！」と申しましたので、善は急げの思いで８月の暑い中を早速、妹宅に出かけました。

　この時に私の読んだ本には先生方の紹介の欄に関西地区では五味先生のほかは載っていませんでした。そんなわけで福知山に寺本先生がいらっしゃることを全く知らずに大阪まで行ったのです。多少の不安はありましたが、本で知った「自然良能会　骨盤調整法」をされる五味先生の所なら胆石を直して頂けると信じて早速に治療を受けました。

　この大阪での治療は数分の骨盤調整があって、その後は若い先生方による一人ひとりの全身指圧の治療だったのですが、初めての日は全身をもみ解されたものですから、くたくたになりまして私は夕食も食べられない程疲れてしまいました。しかしその初日に不思議なことがあったのです。その頃は、真夏のせいでしょうか私の右腕の手首から少し上の方に汗疹のような発疹が出来ていたのですが、気がつくとそれがすっかり消えてなくなっていたのです。「血行を良くしてもらったので汗疹もびっくりして逃げたのね」と、妹は驚きながら笑っていましたが、私も驚いてしまいました。こうして週３回の治療を受けたところ、次第にあの胃の辺りの冷たさや寒さが少しずつ薄らいでいきました。タオルを当てなくてもよくなったのです。その間、五味先生のご本を数冊買いまして、それを読んでいて初めて福知山に寺本先生の治療所がある事がわかりましたので、妹夫婦と相談して綾部に帰ることに

決めました。五味先生にそのことを申しましたところ「よその家に厄介になっているのも困るでしょうから、そちらに行っていいですよ。福知山の寺本先生はいい人です。此処とはちょっと違いますがね…」とおっしゃって下さったのでお礼を申し上げて、綾部に帰って参りまして、早速に寺本先生をおたずねしました。

　ここでは初診の私を受け付けの方が温かく迎えて下さったり、寺本先生は患者の私を丁寧に診て下さって色々質問されたり説明したりしてくれました。そして治療もしっかりしてくださいました。若い男の先生も私一人の為にバンドの締め方、腰回し運動など親切に教えて下さったので、大変うれしい気持ちになりまして、なるほどこういう雰囲気や、治療法は大阪とはちょっとではなく大分違うなー。と思いました。「胆石は治るかどうかわかりませんが、だれにでも自然治癒力があるからがんばって下さい」とおっしゃったので気持ちが楽になりまして、それから３ヶ月余り休日以外はせっせと通いました。今から思うと、胆石とわかる前頃から私の体調は悪くなっていまして、冷え性の私は夏でも素足ではおれませんでした。そしてよく便秘をするので浣腸も欠かせなかったのですが、それが、寺本先生の治療を受けて１ヶ月たったころから便秘が治ってしまいました。数年来の辛さが治ったのですから嬉しくてなりません。「お姉ちゃんはよく躓くのね！」と妹に言われていたちょっとした躓きもその頃からなくなり、重かった足取りも知らず知らずのうちに軽くなりました。それから胃の辺りの不快感はもうとっくに治ってしまいまして、その頃から油料理も食べられるようになったのです。こうして次々と悪い所が治っていくので私の気分も爽やかになりましてバラコン運動もゴム巻きも楽しくなりました。

　胆石はその後一度も痛みません。あの痛みはたった2度だけで、その後は全く痛みませんでした。「胆石を手術せずに治したって本当ですか」と不思議がってお聞きになる方もありますが、痛みはすっかり取れて、気分が良くなって、そして元気になったのですから、胆石はなくなったと思っています。いつの間にか治ったことを私自身も不思議に思っています。今の私は「胆石も骨盤調整で治して頂けるのですよ！」と多くの方に知らせてあげたい気持ちです。ところで私は胆石の経験のみでほかに何もなかったのですから、体験発表など申し訳ないような思いで一杯です。

　ところがどうでしょう、2月に入ってからどうした事か何の前触れもなく、腰の右側が仰向けに寝ている時や起き上がろうとするときに、ズキンと痛み出したのです。胆石の痛みとは比べようがない弱い痛みですが、疼くような鈍痛なので憂鬱になりました。起きて動いているときは何をしていても痛くないのですから余計に寝るときは辛いのです。「隠れていた悪い所を先生が引き出して下さったのだろう…」と思って「これは仙腸関節のずれからきているのだから当然なのだ」などと、自分に言い聞かせていても腰が痛むという体験は嫌なものだと思いました。しかしこんな中にあって「ようやく私も人並みに腰痛の経験者になったのだな」と妙な感慨を持ちました。

　振り返ってみると、2月半ばから新年にかけて大変多忙だったものですから、来る日も来る日も私は机の前に座っていまして、まるで運動をしていませんでした。胆石も治ったし、先生に治療していただいているのだから、という安心感で自分は何もせずに忙しさの中にいたのが、それが2月になって腰痛を引き起こす原因となったのだろうと後になって反省しました。そして先生がど

んなに熱心に治療して下さっても、自分自身の毎日の努力がな
いとだめなのだとつくづく顧みています。「筋肉が萎縮して、血
行が悪くなってこういう症状が起きる」と教えて頂きながら、相
変わらず、「先生また痛みが移動しました」と訴える私に「悪い所
を痛いと感じていいですよ！痛いという事は生きている証です！」
と先生はいともおおらかにおっしゃるので、それもそうだと思い
ながら初めのうちは、泣き笑いのような顔をして治療して頂いて
いました。

　そうした中を３月のお彼岸に親戚の法事の為に遠くまで出かけ
た後は、今年の流行のきつい風邪をもらってきました。寝込んで
２日間は体がだるく、喉はヒリヒリ痛くて元気も出ませんでした
が、３日目に頑張って先生に診て頂きに参りました。「循環が悪
いと抵抗力が弱るから風邪もひき易いです、まだよくなっていな
いということです」と注意を受けながら治療して頂きました。

　そしてこの時、「喉の痛みには尿湿布をするといいですよ」と
教えて下さったのです。人様から尿療法のことは漠然と聞いてい
ましたが、一瞬ひるんでいる私に、先生はご自身の歯槽膿漏を尿
で克服された体験をお聞かせくださいました。思わず先生のお顔
を改めて見ると、白くてきれいな歯をされています。つくづくと、
先生の強い実行力には感服致しました。そしてその日帰宅してか
らも私の喉の痛みは取れません。益々しんどくなるものですから
思い切って、尿湿布を初めて実行してみました。尿の中にガーゼ
を浸してしぼり、痛む喉に当てて包帯をしましたが、どんなに臭
うのかと案じましたのに、臭気は余り致しません、そんなにいや
なものではないのです。この夜はこの湿布をして休んだお蔭で朝
起きた時は不思議でしたね！　先生がおっしゃったように昨日の

痛みが、殆ど取れてとても楽になっているのです。早速翌日の治療の時に、尿湿布の効果のあったことを報告致しますと、先生は喜んで下さいました。この日も、涙と鼻水の出る私に「目でも鼻でも尿が効きますよ」と教えて下さるので、またまたびっくりしたのです。先生は身をもって何でも研究されているのですから大したお方だと思います。この日も帰宅してから熱と咳が出まして声まで枯れてしまいました。とてもしんどくなり夜になってから39度3分の熱となりました。唯々じっとして寝ていたのですが、折角治っていた喉が咳のためにまた痛くてたまらなくなりました。そこで再び頑張って尿湿布をしたところ、高い熱のためか湿布は直ぐ乾いてガーゼは、サラサラになってしまうので度々取り替えねばなりませんでした。病院にもいかず、薬も飲まず、解熱の注射もせず湿布だけして、じっと寝ている私を春休みで帰宅していた大学生の孫娘がしきりに心配してくれましたが、この孫の作ってくれるお粥だけは「美味しいよ」と喜んで食べまして力をつけました。こうして、また朝を迎えてみると、喉の痛みは薄らいで咳も激しくは出ませんでした。熱も37度5分に下がっていたのでほっとしました。先生の治療を受けていなかったら何の薬ものまずに、尿湿布だけして、じっと耐えてはおれなかっただろうと、後になってつくづく思うのです。私も初めての尿の効果の大きさを体験してみると、先生が「尿でも、何一つ捨てるものがない。これは有難いことですね！本当にすごいことですよ！」とおっしゃっていたことを思い出して、このことも人間に与えて下さっている恵みなのだと、しみじみ感謝の思いを新たにしました。

　こうして、2日間で熱は下がりまして喉の痛みも取れてゆきま

したのに、それと、引き換えのように尾骨を中心として、その左右に腰痛が急に襲ってきました。それも引きつるように痛むのです。歩いても響きます。「人様の腰痛の辛さはこうしたものだろうか？」と察しながら痛がっていました。「これでは先生の所へ行けない」と、心配になりまして「バラコン運動や、ゴム巻きを少しでもして良くならなくては」と考え、そろりそろりと実行しました。そうするうちに少しずつ痛みが柔らぎました。しかし治ったのではありませんから、心配だったのです。私はこれまでにも風邪はよく引きましたが、腰の痛くなる風邪など初めての体験でした。先生に「風邪を引いたりすると体の一番弱い所にしわ寄せが出て来るのですよ」と、教えて頂きながらお蔭でこの尾骨の周囲のきつい痛みは、３回の治療で治して頂き痛みはすっかり取れました。ただ今は最初の腰痛に戻っていますが少しずつよくなっています。私はあっちを痛め、こっちを痛めして先生にご心配をかけていますが周りの方に「顔色が良くなりましたね！」とか「最近は元気になりましたね！」と言って頂いて大変喜んでいる今日この頃です。

　腰の痛みは、まだすっかり取れていませんが、先生が「神様は痛みを知らせて下さっているので有難いことですよ。痛みがなかったら人間は怠けてしまいます」とおっしゃったので、私も心からそう思います。心の痛みも、体の痛みも知らないでいると、何の努力もせず、人への思いやりも判らずに過ごすのではないかと思いまして、自分の体の痛みを怖がらずに、これからもうんと元気を出して、私の70代を乗り切ろうと思っています。そして病気を治す心得に「ゴム巻き、体操、根気よく、平凡な継続こそが実を結ぶ」とちゃんと示されていますから、それを忘れずに努

力していこうと思っています。「一人ひとりの中にある自然治癒
力が病気を治してゆくのですよ。私はそれの手助けをしているだ
け」と先生はおっしゃいます。私達の中にある治癒能力を先生の
治療によって、引き出して頂いているのだと深く感謝しています。
こうして私は、2ヶ月をプラスしていただいたおかげで、思いが
けなく腰痛と風邪と尿湿布の効果というものを体験させて頂きま
した。

　皆様からご覧になったら小さいことですが、私には胆石に次ぐ
痛みの体験でございました。いつも美しいお花を飾って頂いてい
る治療室で、寺本先生はじめ奥様、他の先生方の心込めた治療を
していただく幸せと、患者仲間の皆さんのそれぞれ尊い人生の歩
みを学ぶことが出来たりして、ここは何と良い所だと思うのです。
先生は治療されながら人生哲学を聞かせて下さるので、心と体の
両方を治療して下さっているのだなと心から有難く思っています。
ささやかな体験発表でお許しくださいませ。

Case

**5**

# 順調に回復して

上田慎二朗（49歳）自営業　兵庫県豊岡市
1993（平成5）年11月27日発表
1989（平成元）年2月28日初診

五味勝先生の本を見て遠くから通われた方ですが、予後の健康法にランニングを言いましたが、私自身40年間走り続けて骨盤を徐々にずらしていたようで、その上に柔軟体操をしていて腰椎の圧迫骨折をやり失態を重ねました。予後の運動は若いうちは跳躍やランニングもいいですが、還暦を過ぎればウォーキングの方が無難最適と思います。

　昭和60年に五味勝先生の『腰痛よく黙っていたもんだ』を読みまして、寺本治療所に通うようになりました。腰痛の状態は、中腰で仕事しますと、ぎゅうっと締め付けるような痛みでした。何時も何か腰痛によい方法はないかと思っていました。週3回ほど治療するようになりまして、2年程で痛みも大分和らいできました。今では中腰で仕事しましてもどうもありません。順調に回復して現在は、月に3回ほど治療を続けています。

　寺本先生より腰痛には、走るのが良いといわれまして早朝6時頃から3キロほど走るようになり、固い身体には走ると良いそうで全身がゆるみ易くなります。走りだして5年になりますが、今は夜もぐっすり眠れるようになりました。走ったあと汗をかきますと、とても壮快です。これからも一生走り続けたいと思いますのでご指導下さいますようお願い致します。

## ▶コラム1◀　新聞掲載記事

寺本治療所所長
寺本　喜好（てらもと　きよし）さん　㉖
福知山市昭和新町

りょうたん　あのひと　このひと
## 人物天気図
◆1402◆

# 腰痛や肩こりで悩む人の力に

健康な体づくりを考え続けて40年。あん摩マッサージ指圧師として、腰痛や肩こりなどで悩む人々の力になってきた。

「体の基礎は骨盤。そこを正すと自然治癒力が高まり、病気の予防につながります」。予防医学を念頭に、施術を続ける。

施術に使う治療器具は自作が多く、いくつかは特許を取得している。最近は4千人ほどのデータをもとに、骨盤の矯正器具「こしらっく」を開発。凹型や半球状の木材などを組み合わせたもので、仰向けに寝転んで腰部に当てる。骨盤部のこりをほぐすことができるといい、販売もする。

出身は舞鶴市で、5人兄妹の次男。兄妹のうち3人が、筋肉が萎縮する難病を患い、子どもの時から病の苦しさ、辛さを実感してきた。高校卒業後に一般企業へ勤め、結婚もしたが、ずっとやりたいことがあった。

『病で苦しむ人を助けたい』という思いがいつもありました」

勤めの傍ら、体の弱い妻に誘われて一緒に健康法の講習会へ通った。そこで、体の基礎が骨盤にあり、基礎を直すと病気は治るという骨盤調整法に出会った。「目からウロコが落ちました」

会社を29歳で辞め、家族とともに東京へ移って専門学校へ通った。東京で5年間の修業を積み、情熱は冷めない。

「世界中の論文を読み、骨盤のストレスがいろいろな病気の原因になっている可能性があると分かりました。でも、それを治す方法は研究されていないので、何とか確立したい」。

一度は古里の舞鶴市に戻って開業したが、後輩に後を任せて福知山へ。「より多くの人を助けたい」という一心だった。「ずっと健康、病気について研究を重ねてきました」。43歳で通信制の大学に入り、大学院の修士課程を収めた。

出典：『両丹日日新聞』2019年1月9日

## Case 6 事故など災害にあって

藤井博司（20歳）無職　兵庫県朝来市
1993（平成5）年10月23日発表
1992（平成4）年12月9日初診

青春時代の骨折、寝たきりなどの苦悩をいっぱい浴びながらも、治療に通って立ち上がる勇気こそ大切なことだと教えていただきましたが、翌年5月に事情あって自死されました。優しい好い子だったと母親が述懐されていました。

平成2年4月21日は、僕の18歳の誕生日の次の日でした。仕事から帰って、バイクで友達と3人で焼き肉を食べに行った帰りのことです。ちょっと後ろを見て振り返ると、目の前に道路標識の鉄柱があり、避けられずにぶつかり転倒しました。直ぐに病院へ運ばれ処置してもらい、そのまま入院する事になりました。左足大腿骨骨折と全身打撲、そして肺の中も少し怪我をしていて3ヶ月間の寝たきり、その後手術しました。手術は5時間ぐらい掛かり、その内容は左の大腿骨上頭部から大腿骨の中にアルミの棒を通して、膝の上の所でボルトを通し固定するものでした。それから1ヶ月間リハビリをして、装具を付けて退院しました。退院し暫くしてから仕事に復帰しましたが思うように働けず、その内軽い腰痛が出るようになり仕事を辞めてしまいました。今考えると、

この時もっと自分に我慢強さがあったら…と悔やみます。次に選んだ仕事が馬鹿な事に酒類販売の仕事で4トン近いトラックにビールや酒を山積みに積んで、酒屋さんに配達する仕事でした。最初の頃は足腰の調子も良く、きつい仕事だったけれど楽しくやっていたのですが、2ヶ月もすると折れた足の方に痛みが出るようになり、耐えられないものになってきました。

　平成3年の2月頃には仕事が終わり車の所にいくのにも足を引きずって、車で家に帰るのにも何度も休まなければ帰れない状態で困り果てて病院に行きました。先生が言われるには坐骨神経痛で骨には異常無いとのことでしたが、僕は「きっとアルミの棒を入れてるから痛いんだろう」と自分勝手に思い込んでいたのです。湿布薬と痛み止めの薬をもらい仕事を続けましたが休み勝ちになり、上司の人に「体」の事を考えたら辞めた方が良いんじゃないか」と言われ仕方なく辞めました。やっぱり重い物を持つ仕事は駄目だと思い座り仕事を始めました。テレビ等の部品を造る工場で1日中座りっぱなしの仕事で夜勤もありました。仕事中痛みはありましたが1日3回の薬で耐えられました。でも、だんだん薬が効かなくなってきたのです。最初は4時間効いていたのが、3時間、2時間、1時間と効果がなくなってきたのです。ひどい時など坐薬をいれても全然効果なく、早退するような日も出てきました。又、夜の勤務で体調もかなり悪くなり毎日微熱があり食欲がなく何もやる気がなく、おまけにひどい肩こりと生きている気がしませんでした。夜も痛みの為になかなか寝付けず苦労しました。それでも、その頃は一晩寝ると大分疲れがとれていたので仕事には行けたのです。そんな生活を半年程続けた頃、左足の棒を抜く手術をする為2週間程入院しました。棒を抜いてもらいましたが痛

みは変わらず、ホットパックや牽引等しましたが効果はありませ
んでした。でも、リハビリでの腰痛体操は少し効果があり、やは
り運動が大切だと思いました。退院して直ぐに仕事を辞めて1ヶ
月程のんびりし、次の仕事を探しました。そして、次に選んだ仕
事が瓦屋でした。

　今考えると本当に馬鹿な選択ですが、その時はそれが一番良い
と思ったのでしょう。仕事は前の仕事に比べやり甲斐があり学ぶ
事が多く、自分の性格に合っていたので精神的には元気になりま
した。でも、体に合う筈がありませんでした。瓦運び等の重労働
でどんどん悪くなってきました。平成3年12月には左足の神経
痛が、そっくりそのまま右足に移ってしまい、それと同じ頃から
疲れると体がS字に曲がり、腰が「くの字」に折れてしまうよう
になりました。そうなっても痛みに堪えて仕事をしていたのです。
家に帰ると風呂に転げ落ちるように入り、夕食は横になって食べ、
次の朝まで起き上がれません。毎日そんな生活を続けていました
が、やっていける訳がなく3日に1回1日置きというふうに休む
ようになりました。そんな調子でやっていた去年の4月の事です。
トラックの上で後片付けをしていて滑り落ちました。特に痛みが
ひどくなる事もなかったのですが、心配なので病院に行ってみま
したところ、椎間板ヘルニアでした。その時になったのかどうか
判りませんが、MRIでの検査でも確かなものでした。それから
仕事を休み毎日牽引と電気治療に通い、薬も今迄通り毎日飲み続
けたのです。腰への注射も何度かしましたが全然効果がなく、ど
んどん悪くなっていきました。8月頃には、とうとう手術の話が
出ました。僕は手術でも何でも治まるのなら良いと思っていたの
ですが、家族が反対した為、近くの病院に移り牽引を続けました。

しかし、この頃にはかなり筋肉の萎縮もひどく痛みました。悪いとは判っていてもそうするしかなく、病院も信用出来なくなりました。もう、あがく気力もなく、治そうという意思もなく、その頃から死ぬことばかり考えるようになりました。車のローンに追われ、お金は全然ありません。自分は何で生きているのだろうと悩み苦しみました。そして、今まで自分の考えだけで行動してきた自分を恨みました。そんなある日、知り合いの人が「ひどい腰痛が治った人がいる」と言って1冊の本をくれました。五味先生の本でした。必死で読みました。読んでいる内に嬉しくて涙が出てきました。もしかしたら治るかも知れない！　希望と力が湧いてくるのが判りました。

　平成4年12月9日、寺本治療所を訪れました。もしかしたら、すぐ治るかも…という甘い期待と、ここでも治らなかったら…という不安が入り混じる中、治療が終わりました。治療後先生は「とにかく3ヶ月毎日通いなさい」と言われました。「そんなお金ありません」というと先生は「ここまで体を壊しておいてお金の問題じゃないんと違うか？」ときつく言われました。その通りですが、本当にお金はどうしようもなく、もう終わりだと思いながら帰ろうとしている時、「お金は治ってからでもいいから」と言って下さり、毎日通うことになりました。それから毎日通い出したのですが、特別な変化はありませんでした。でも、かならず治してもらえるような気がしてとにかく続けました。

　治療前には体操をして治療から帰ると、先生の勧めで歩くことにし、それも毎日続けました。歩くと言っても10歩進んでは暫くうずくまって…という感じでとても「歩く」とは言えないもので、1キロに50分くらいかかってしまい後は寝るまでひどい痛

みが残りました。でも、毎日続ければ少しずつでも良くなると思い痛みに負けず頑張りました。歩いた後は、すぐ風呂に入り足を揉んでやり風呂上りは30分体操をして、夜はしっかりゴムバンドを巻きました。毎日それを続けているうちに、自分自身の努力があってこそ先生の治療が生きてくるのだという事に気付きました。そして先生の治療があってこそそんなことが毎日続けられたのです。この10ヶ月間は先生も困るほどの変化が小さく本当にチョコチョコ歩きの一進一退でしたが、少しずつ良くなっていきました。

　現在治療は週3回、1キロまでなら10分以内で走れます。ブリッジも出来るようになりました。足を切ってしまいたいと思ったほどの痛みも少しずつよくなり、安静にしていれば痛みはほとんどありません。夜も良く眠れ、朝もやっと人並みに起きられるようになりました。でも少しの痛みで体が曲がってしまいます。元気な時の自分に比べればまだ半分にもなりません。まだまだやることがいっぱいあります。

　ここまで来るのに決してすんなり来たわけではなく、毎日の先生の治療と努力、そして自分の努力できたわけですから、今努力することをやめれば、すぐ元に戻ってしまうと思います。治療だけでは僕の頑固な体は良くならない、人と同じことをしていれば駄目だと先生にも言われました。自分自身もよくわかっています。

　この4年間を振り返って思ったことですが、常に前向きに物事を考える姿勢が一番大切なんじゃないでしょうか。そして焦らずくよくよしない事。すごく難しいことですが皆さんもがんばって下さい。前に先生がこう言われていました。「いばらの道を通ってきたら、また、いばらの道を通って帰らんといかんのです」。

事実その通りでした。いばらの道で昼寝をしないよう頑張りたいと思います。

　最後になりましたが、寺本先生、諸先生方には大変お世話になり、又ご迷惑をおかけして申し訳なく思っています。早く仕事が出来るよう頑張りますので、これからもどうぞよろしくお願いします。チャンスを与えていただき本当に感謝しております。

Case 7

# 骨盤調整を信じて頑張って得た成果に感激

高見朋美（40 歳）　兵庫県朝来市
2009（平成 21）年 4 月号月刊誌掲載
2007（平成 19）年 7 月 17 日初診

高見さんは難度の椎間板ヘルニアになられ、１ヶ月は身動きできず寝込んで固まったままで来所され、最初のうちは右臀部にひどい腫脹があり手のつけ様もなかった方です。病院にも行って頂きましたが、手術しないで治す固い信念に立っておられ、様々な試練を乗り越えられました。１日２回治療のため家族の協力なしには大変だったと思います。一時は座布団を９枚（約 40cm）重ねないとうつ伏せになれず、治療終えてもまだ立てず四つん這いで這って訓練されるなど支部開設以来難症の方でした。一時は「私自身の力不足を思い知らされました…」が焦らず急がずに原点に基本にと立ちかえり後は結果を待つだけ。本人は他の支部の同じ座布団６枚の体験記を信じておられ頑張り抜かれました。

　右足のしびれや痛みは以前から感じていたが、（いつかは治るだろう…）と深刻に考えず放っていたのだった。そして平成 19 年 6 月 23 日、突然今までになかった激痛が走り、立つことも座ることもできないほど辛くなった。そこで、26 日に病院で診察を受けた結果、X 線にて椎間板ヘルニアから来る坐骨神経痛と診断される。翌々日の 28 日、MRI に入っている間も痛くて辛い。やはり $L_4 \sim L_5$ の椎間板ヘルニアと判明。病院の先生には、しばらく様子を見て、痛みが治まらなければ手術しかないといわれた。湿布薬と痛み止めの薬をもらう。とにかく右のお尻から大腿まで

激痛が走り、座ることも立つことも辛く、横になって寝ているばかりの毎日だった。湿布をしたり痛み止めを飲んでも痛みは治まらない。あまりの痛さに腰もまっすぐに伸びず「くの字」に曲がり、左に傾いて鏡に映る自分の姿にとてもショックを受けた。(これが私の姿なのか)このままだとだんだんひどくなる一方である。でも、絶対手術だけは嫌だ！　したくない。その思いだけは強かった。

　以前、妹が椎間板ヘルニアになった時に治療してもらった福知山の治療所に行けばなんとかなるかもしれないと、妹の勧めで7月7日寺本先生の所へ行った。激しい痛みで、仰向けやうつ伏せになることができず、座布団を9枚重ねてもらいやっとうつ伏せが出来た状態だった。座布団9枚は治療所始まって以来だそうだ。治療は十分には出来ない状態なので、全身の硬直した筋肉をほぐしてもらった。ほぐしてもらう間も痛くて仕方なかった。しかしその夜は久しぶりに熟睡が出来た。その日から治療1日2回受けることにした。治療も痛みで辛く泣いた日々も多々あった。こんな身体になるまでわからなかったのだが自律神経失調症だともいわれた。以前からあった痛みを「いつかは治る」と安易に思っていた自分をずいぶん悔やんだ。先生から言われた「ピンチの時はチャンスです」の言葉を励みに頑張っていこう!!　月末には座布団が6枚になった。

　8月になっても激痛が走り、眠れない日々が続く。お風呂さえ痛みでゆっくり入れない。ほんとうに治るの？　と不安になり泣いた日もあり、そのたびに周囲の人たちに励まされる。今はこの身体でできる体操から始めようとゴム巻きもこれまで以上に頑張る。座布団が6枚から3枚に減った。

　9月になると仰向けになり足を伸ばせるようになる。日中も出

来るだけ仰向けになろうと心がけ、少しずつ進歩してきた。坐骨神経痛は治まらないが、痛みが軽く楽な日もあるようになる。バイターをかけてもらっていたが、痛みの為不快感があり、バイターはやめてもらった。治療所でしてもらっていた温湿布（ホットパック）は、痛みが和らいだので何度も替えていただいたのはありがたかった。なかなか基本的な身体の歪みが治らないので、もう一度原点に戻って座布団を6枚に戻し、全身をほぐしてもらった。先生を悩ます骨盤らしい。

9月27日、もう一度レントゲンを撮りに行った。病院の先生には強く手術を受けるように勧められたが、私は先生の治療（骨盤調整法）を信じて頑張るつもりだったので、手術を勧める先生にはお断りした。レントゲンを先生に見せると、思った通りの歪みだったそうだ。

10月に入ると、朝の起きた時の上体の伸びはこれまでより起きていた。治療するとき、初めて仰向けで足がきちんと伸ばせて嬉しかった。右足の痛みは相変わらずひどく、泣くこともあったがだんだん良くなっていく感じはした。

10月3日にはじめて骨盤の骨が動いてくれた。それからは痛みの感じも変わって、鈍い痛みからピリピリと痛むようになった。月末には骨盤に座布団を入れて、仰向けに寝て反れるようになって一歩前進できた。

11月からは四足歩行（四つん這い）運動を取り入れて、治療室の布団の周りを回り始める。また、治療中に関節のポキポキ音が出るようになったが、痛みはかなりの激痛で立って歩くことが出来ず、痛みがひどいと不安な気持ちになり自然と涙が出てきてしまう。徐々に神経が復活してきているらしい。21日から四つ

ん這いで歩く練習を本格的にやり始め、2回目の治療前に布団の周りを数回まわれるようになった。痛みで立って歩くことが難しいが、回数を重ねるごとに歩くことが出来るようになりだした。早く立って普通に歩きたい！

12月に入ると上体はかなり起きてきたが、左側への傾きはまだある。右のお尻の付け根がまだかなり固くて、入念にほぐしてもらうがとても辛く痛かった。先生は、「出口は必ずある」と励ましてくれたが、とても長いトンネルだった。26日からは腹筋運動もするようにしたが、なかなかお腹に力が入らず難しい運動だった。でも7月に治療を始めた頃と比べると歪みが少なくなり、楽になって本当に嬉しい!!　励ましてくれた人たちに感謝の一年でした。

正月は休みが多く腰がよくずれていたみたいだ。今年は普通に2本足で歩きたい。子供たちと一緒に歩けることを実現するために、今年も治療に励もうと思う。上体もかなり起き上がって家族も喜んでくれた。「もう一息やで」と励ましてくれ、お腹に敷く座布団も6枚から2枚になる。

2月になると腰廻しがやっとできるようになる。1日に1000回は回す目標をもった。痛みも少しずつ和らいできた。座布団がなくてもうつぶせが出来るようになって、治療も普通に受けられるようになる。1日2回の治療から1回になり、当たり前のことが出来るようになることに感謝！

3月から治療所まで自分で運転できるようになったことにまた感動！　今までずっと送り迎えしてくれた父と妹に感謝そして感謝。身体もずいぶん楽になり、家事も少しずつできるようになる。念願だった保育所の卒園式に出席できたことが、ほんとう

に夢のようだった。

　4月には歪みもほとんど真っすぐになり、治療するたびに良くなっていった。右足の痛みもなくなったが、次いで腰に痛みを感じるようになったのである。普通に動けることが夢みたいで嬉しい。まだ治療の途中だが、弾力のある腰を作るためにこれからも治療と自分でできる運動を頑張っていくつもりだ。

　治療を受けることを見守ってくれて励まし続けてくれた主人、子供、両親、妹に感謝している。そして不安と痛みで泣き続けていた私を励まして、一緒に闘ってくれた先生、スタッフの方々ほんとうにありがとうございました。これからも宜しくお願いします。

　椎間板ヘルニアになり、初めて健康であることの大切さを思い知らされた。最後に椎間板ヘルニアで苦しんでおられる方、絶対に骨盤調整法を信じて治療に励んでください。道は必ず開けます‼

## Case 8　手術直前に

中谷晃子（50歳）主婦　京都府福知山市
1994（平成6）年2月26日発表
1993（平成5）年1月30日初診

椎間板ヘルニアですぐ手術する直前入院先の病院から抜け出して
来所された方です。

　平成5年9月の初めから11月の20日過ぎまで、椎間板ヘルニ
アで入院しておりました。腰痛には長年おりに触れ悩まされて
おりましたが、入院する2ヶ月程前から車の運転席から降りる
時、右足の太腿からふくらはぎまでピリッと電気が走るように
なっていました。接骨院で治療を続けながら仕事も半日勤めてい
ました。仕事は動力ミシンを踏んでいました。今から思えば直接
の原因は、少し腰を打ったことかなぁ？と思います。それも、3
日目の朝に何時ものように炊事場に立つなり、にわかに右のお尻
の筋が、プツンと切れたかと思うと立っていることが出来ず、ケ
ンケンして寝床へ行きそのまま座る事もどうする事も出来ずに、
二晩指圧してもらったり、痛み止めの注射をしてもらったりしま
したが、一向に良くならず横になったまま、近所の車でお世話に
なって病院に運んでもらいました。

　8月で50歳になり、でもまだまだ元気で働かなければと思っ
たり、又、毎日毎日バタバタの生活で「一辺、ゆっくり病院へ入
院してみたいわ」と思っていた矢先大変な罰が当たってしまいま
した。入院してからというもの、丸1ヶ月ベッドで寝たきり。最

初の 1 週間は、痛くて唸ったり泣いたりしていました。治療は、注射と座薬で痛みを止めるだけ。その間、MRI、CT、造影剤による検査。その結果のブロック注射、その後、痛みがだるい痛さに変わり、少しずつ車椅子から歩行器で歩く練習を始めました。落ちた筋肉はなかなか戻らず歩行器も 1 ヶ月近く使っていました。段々痛みは薄らぎ、外出・外泊で足を慣らしましたが、歩いている途中で「グッ」と痛みが来て足が前へ出なくなる事もありました。

　寝ている間だけ極楽でした。先生も「もう帰りなさい」と言って下さって、私も「手術せずに何とか帰れるという嬉しさ」で帰ってきました。でも 3 日目位からコタツに座っているだけでお尻と太腿の辺りがイライラしてきて座っていられなくなりました。もうすっかり落ち込んで、又 3 日ほど寝込んでいました。そのころ、度々見舞ってくれる友達のご主人の本だと言って持って来て下さったのが、五味先生の骨盤調整の本だったのです。「もう！私にはこれしかない！」と直感しにわかに電話で予約してタクシーで出かけました。最初はとっても不安でしたが、先生もスタッフの方々も、そして治療に来ておられる方々も、とっても雰囲気が良く、私の気持ちも和らぎ 12 月は毎日通いました。最初はタクシーを利用していましたが、半年位から自分の車で通うことができるようになり、天にも昇る気持ちでした。1 回通院する毎に少しずつではありましたが、楽になっていくのが分かります。嬉しい気持ちで一杯です。でも 50 歳という年齢からくるのでしょうか、首が痛くなり肩がつまったようになり、他に次々と出てきます。でも歩けなかった私が、日に日に少しずつではありますが、しっかりした足取りで歩けるようになり、寺木先生には大変感謝しております。有り難うございました。

　今まで、脇目も振らず子供や主人や周りのことにばかり、気を
配って過ごしてきましたが、これからは自分のことにも気を配っ
ていかなくてはと思っています。家族の温かい看護と周りの人々
の温かいお見舞いの気持ちを考えると、これからの人生は感謝の
気持ちで一杯です。毎日30分程、腰回ししたり、先生に教えて
もらったトカゲ体操、首の運動もして、あと近くを20分ほど散
歩しています。当分仕事は行けそうにありませんが、日常の生活
は、何とかこなしております。本当に有り難うございました。

# 第3章 ▶ 脊柱管狭窄症編

## Case 9

### 幼い時から苦難を 希望に向かいて

塩見茂雄（62歳） 京都府福知山市
2020（令和2）年7月17日投稿
2017（平成29）年2月1日初診

塩見さんは幼少期からの正座の修業が応えて、運動不足も加わり体の隅々まで拘縮が進み、全身が極めて固い状態のまま教育現場の激務に耐えてこられた方です。柔軟な身体を目指して色んな器具を駆使され、解すのに当人はもちろん周りの方々も大変だったろうと察します。

　私は今まで腰痛治療のために数多くの鍼灸院、整骨院の治療及び施術に通ってきた。そのすべては治療院である。ところが3年前に家内が同僚より寺本治療所のことを聞き、そして治療所という名にひかれ、私はそのご縁で寺本治療所に通うことになった。寺本治療院ではなく寺本治療所とはどういう意味なのか、と疑問に思い、しばらく寺本治療所に通いつめてから、寺本先生に尋ねてみると「まだ治療院までいかんのです、それで治療所なんです」と言われた。私のイメージは患者と先生の垣根を越えた治療のスタイルに治療所という意味を感じていた。それほど心身共に患者に向き合い、患者と共に治療をされている。寺本先生の治療は鍼灸院、整骨院のように気持ちのよい治療ではない。一言で言うと痛く厳しい。しかし、治療中の患者との対話、言葉によるコミュ

ニケーションによって患者との相互理解による、心から全身へ、そして患部へと治療がしみわたる。多くの鍼灸院、整骨院は治療とは言わず施術という言葉が使われるが、寺本治療所では治療と断言される。私は寺本治療所の場合、体のケアを治療、心のケアを施術と受け止めている。寺本先生は痛く厳しい体の治療をしながらも患者に合わせて、治る希望や生きる希望を問いかける施術をされる。その度に寺本治療所の命名について納得させられる。私は、子どもの頃から父親によく「親の意見と茄子の花は千に１つもあだはなし」と聞かされた。つまり、茄子は花が咲くとすべて実をつけるように、親が子を思って忠告する言葉は必ず子の役に立つ、ということわざである。耳が痛い親の意見と痛く厳しい寺本先生の治療がとても重なり、どちらも真実の姿のように感じる。

　私は平成29年２月１日から令和２年１月まで３年間、毎週２回、寺本治療所へ腰部脊柱菅狭窄症の治療に通っている。従ってその間受けた治療は約300回に及ぶ。私が治療に通い始めたころ、腰部脊柱菅狭窄症はあらゆる組織の拘縮なので「先ずは３年通って下さい。すると治る基礎ができます」と言われた。その言葉を信じて現在にいたる。私は週１回の治療を３年通うと理解し、それなら週２回の場合、１年半で治ると期待して継続した。これほど寺本治療所へ短期間に週２回も通い詰めた患者は、私ぐらいかもしれない。中には30年、40年と長期的に体の矯正に来られる人もおられる。

　私はその治療の結果、全身がかなり柔軟になり腰痛は、ほとんど改善された。ただ、今なお足のしびれやつまり、冷感の完治には至っていない。その間、京都や大阪、神戸の脊柱菅狭窄症の名

医と言われる脳神経外科医や整形外科医の診察も受けている。そして、どの外科医も言われることは同じで「手術をしても今の症状から大きな改善は見込めない」ということである。その理由は「現在そのような症状をかかえながらも、毎日30分の散歩が出来ている」ことや、「どこも持たずに立ったり座ったり出来ている」ということのようである。手術は痛みに耐えられない、歩けない、生活ができない等の症状の患者が対象であると言われる。従って私は、今まで、それらの病院の定期的な受診や飲み薬と寺本治療所の治療の両方を継続してきた。

　手術をした人の話を聞くと、完治する場合としびれやつまり、冷感が残る場合や3年、5年、10年で再発し再手術の場合もあると言われる。手術をしないで治した人が私の元同僚やその他にもおられるがその人達によると共通して言われるのは次のことである。毎朝起きたときに腰痛体操を30分間すること。そして毎日1時間散歩し、筋力をつけること。その方法で完治した方は、今なお筋力を落とさないために体操や散歩を継続しておられるということである。正に継続は力である。

　寺本先生の「3年で治る基礎ができる」という言葉を信じ、そして、継続は力という事を信じて今後も腰痛体操や寺本治療所での治療に専念したいと思う。しかし、それを寺本先生は「受難」の道と言われる。この3年間、寺本治療所の治療で大きく変化したことがある。それは、私の筋肉や関節が非常に固かったのが「柔軟」になったことである。「八難去って苦難を、苦難を超えて柔軟になる」と「受難」の道は「柔軟」の道であると寺本先生は言われる。これが寺本治療所の施術のスタイルである。

結びにあたり

　今年の4月に、ある世界的な感染症研究の第一人者が「これからはコロナと共存し、そして明日への希望を忘れてはならない」と明言された。寺本先生からも同じような言葉を今年の1月に聞いた。3年間の治療が終了した頃のことである。「これからは腰痛と共に生きることが大事です。そして明日に架ける橋になって下さい」「コロナとの共存と明日への希望を」「腰痛と共に生きながら明日に架ける希望を見出す」共通する必然の境地なのか。私たちがコロナや腰痛と、どう向き合うかが問われている。

## 第4章

変形性股関節症編

Case

**10**

## 無理して悪いのはわかっていた

中川陽子（51 歳）農業　兵庫県朝來市
1994（平成6）年7月23日発表
1993（平成5）年3月15日初診

中川さんは名前のとおりとても明るい丸顔の方で、どうしてこん
な方に試練を与えられたのだろうと思いました。ご主人と農作業
に励まれ、いつとはなしに股関節に疲労がたまって、気が付いた
ときは変形していました。医師には手術を勧められましたが、傷
つけないで自分の体の手入れと運動で乗り切られた方です。

　足の異常に気付きだしたのは平成元年ごろだったと思います。
野良仕事の後など疲れると太腿から足首が痛み、特に太腿から膝
にかけてひどく痛みました。手機で帯を織っているので一日中腰
かけ足をぶら下げている姿勢をしているから運動不足なのか、年
のせいか、冷え性からきているのか軽く考えていました。でも知
らず知らず足を引きずって歩いていました。1日の仕事が終わっ
た夕方、特にひどくおかしいと思って平成2年6月A医院に行き
ますと坐骨神経痛と腰の骨が1ヶ所尖っていると言われ、薬、牽
引、湿布を7ヶ月余り続けました。その時は良いようでも良くな
りませんでした。秋にはこれまで運搬していた籾米を持って歩け
なくなり、平成3年2月B医院へ行くと若い先生でしたが症状を
言っただけで「股関節脱臼です。手術しかないけれど大変ですよ。

メスを入れない方がいいでしょう。薬、牽引、湿布を続けなさい。無理をしないように大変だけど時々レントゲンを撮りながら様子を見ましょう」と言われ、その診断にびっくりして、これは大変だと思い、手術は嫌だし時間の許す限り通院しました。薬は副作用が出たら怖いので貰っても飲みませんでした。

　そんな時、平成4年7月、主人が大怪我をして腰椎圧迫骨折になり、11月上旬まで入院して大変でした。一歩間違えれば手術、半身不随、車いすの生活だったのです。でも運が良かったのです。1ヶ月絶対安静、その間、毎日看病、仕事、田んぼの見守り、11月に長女の結婚を控えていたので準備、この頃から私の足の具合が悪くなり跛行（ビッコ）をひくようになっていました。自分でも歩く姿が一番嫌いでした。人目につかないよう背伸びしたり、靴の中に片方だけ入れ物して高くしたり、でもひどい姿でした。少しでも歩かないように近くでもスクーターや自転車を使いますが、少し歩いてもひどく疲れ、足の付け根から足首まで痛くズキンズキンします。夜は眠れなく足元を高くしたり、湿布をしたり、夜中はそっと起きてさすったり、灸をすえたりしました。車に乗せてもらうのも両手で自分の足を持ち上げないと乗れません。買い物に行っても重い物を持って歩けません。娘たちに遅れないように一生懸命歩いても付いて行けず心配ばかりかけていました。娘たちのお荷物にはなりたくないと思っているのに主人は「跛行を引かずに歩けないのか。娘がかわいそうだ」と言って私の歩く真似をしたり、いじわるばかり言うのでした。何もそんな言い方しなくてもいいのに人前に出るのが嫌になっていたのでとても悲しかったです。でも、自分はそんなひどい歩き方をしているのか、きれいに歩いているつもりなのに「どうしようこのまま歩けなく

なったら」と朝起きるときが一番不安でした。「歩けるかな」とそっと起き上がり一歩々々歩けてホッとしていました。これでは手術しかない。皆に心配かけるし不自由もかける。末娘には淋しい思いをさせ、娘たちに世話になるけれど仕方ない。勤めの方も少し行きたいがやめる以外に道はありません。心配していた主人も良くなってくれたし、長女の結婚式も無事に終わり、１月には初孫ができ、宮参りが終わったら入院して手術しようと心の準備をしていました。

　そんな時、天のお助けがあったのです。五味先生の著書『体は骨盤から治せ』『股関節脱臼は克服できる』を12月の新聞広告欄で見て、藁にも縋る思いで注文し何度も何度も読みました。治療所の一覧に寺本先生の住所があり、福知山なら通院できると思い、平成５年３月15日治療所に初めてやってきました。その時はもう心も体もボロボロになっていました。不安と心細さの中一歩待合室に入るとゴムを巻いた方、痛々しい方、歩きにくい方、なぜか温かい和やかな雰囲気があり、これまでの病院では見慣れない光景ばかり。先生、助手さん達の心温まる笑顔で対応して頂き予約制でしたが、心よく診察治療して頂き始めて体が軽くなるのを感じました。緊張のあまり何をどうされたのか、どうお答えしたか覚えているのは「脚の長さは2.5cm右が長い。太さは６cmの差です。３年は基礎作り、週４回はきて下さい。自律神経失調症でこんなに長く辛抱できたとは」「歩けなくなるまで筋肉が衰えていなかったので助かったのでしょう」と言われ、ゴムの巻き方やペルビスターの使い方を教えて頂きました。寺本先生は厳しくて思い、でもなんだか引き付けられます。自然良能とか骨盤調整とか難しいことは分らないけれど、注射や薬は必要ないんだ。

この時自分は「この先生にかけてみよう」「お金はどこに行っても要る」「信じてこの先生にこの体を預けよう」「手術しなくて済むのだ。通院は大変だけど3年は頑張ってみよう」主人や娘たちも、「3年は長いが大変だけどお母さんにやる気があるのなら頑張ってみたら」「入院手術しなくていいのなら痛みが取れて楽になるのなら応援するわ」「治療費は何とかなる。週4回と言わず行ける日は毎日行けば」と温かく励ましてくれました。職場の方も心よく「辞めないで時間を決めて頑張ったら…手術しても足が悪いのはよくならないから」と承知して頂きました。

　それから治療が始まりました。主人や娘たちが、時間の許す限り雨の日、吹雪、帰り道の峠に雪が積もり恐かった日も車で送ってくれました。電車の時は必ず、「乗り遅れないように」「車に気をつけて、天気が悪かったら明日にしたら」必ず電話してくれる娘たちや家族の励ましの中、一山越えることが出来ました。振り返ると、治療には悩み苦しみがないと言ったら嘘になります。先生を信頼し理解しているようでも前進ばかりではありません。後退、足踏みの時など、こんな事でいいのだろうか、治療所も家庭も職場からも逃げ出したくなった時、毎日々々続けても一緒で少しも変化が見られない時や少し休みたい時でも、逃げ出すことも休むことも私には許されない事なのです。この治療をやめたら、歩く事仕事する事何もできなくなるという不安。それに時間が来れば、「行こうか」「遅くなった」「少し早いけれど」毎日職場まで迎えに来てくれる主人。自分が言い出して始めた治療に落ち込んでいた時、骨盤調整で救われた方、手術や薬の副作用で取り返しがつかなくなった方に出会い、自然良能の素晴らしさに改めて感動しました。それに治療に通い出してから2、3ヶ月してから

だったでしょう。助手さんが泊まり込んで治療された先輩の体験発表を見せて下さいました。治療の合間に何度も何度も読ませていただき「私はまだ家から通院できるだけ幸せだ。私には骨盤調整しかないのだ。迷わないでどこまでも信じて付いて行こう。まだ始めたばかりだ、負け犬になってはいけない。今は笑っている人を少しでも見返してもらおう」と思うまで元気づけられました。患者の心を一番理解して下さる先生や奥さん、そして助手さん達、患者の心を少しでも慰めるための心遣い、季節々々のお花、一人ひとりに励ましの声、その人その人に合った治療法、怠け者には励ましの言葉、物静かな中に厳しいお叱り、患者の身になって下さる先生、奥さんありがとうございます。これからも宜しくお願いします。それに、治療に来ていらっしゃる皆さん、励ましや色々なお話を有り難うございました。

　働きながら治療して頂きこんなに良くなりました。

1．車に乗る時人形の足のようではなく楽に乗り降りが出来、車高の高い車にも乗れるようになりました。

2．生理痛が無くなりました。

3．便秘が無くなりました。

4．左足の爪がボロボロになり形がなかったのですが、きれいになり爪が伸びて切れるようになりました。

5．夜中ズキンズキンする足の痛みが取れ眠れます。だるい日は自分の足で自分の足をしっかり押します。

6．足が冷たくて夏も冬も大変でしたが軽くゴムを一日中巻くと温かくなります。冷房も以前のようにこたえなくなりました。

7．自転車も上り坂はこげませんでしたが今は楽にこげます。

　　　下る時は気をつけています。

8.　階段は手すりがある方がいいですが、上り下りがゆっくり
　　できます。

9.　「一本足のかかし」が少し長くできるようになったので着
　　たり履いたりが苦にならなくなりました。

10.　平成5年7月（昨年）これまでひいたことない風邪を引き
　　ましたが、治療のお蔭で薬を飲まないで治り、それ以来早
　　めの手当てでこの冬は風邪を引きませんでした。

11.　これまでの力を基礎にして、これからは歩くのにまだまだ
　　抵抗がありますが、足が悪くても行ける所に行こうと思っ
　　ています。

　一日も早くスマートな歩き方がしたいです。孫と一緒に駆け足
も出来たらと思っています。主人にはもっとシャキッと歩けない
のかと言われますが、努力々々で一日でも早くきれいに歩きたい
です。

　まだまだいばらの道です。今、長いトンネルに入りさまよい明
るい方へ歩き始めたところです。誰も助けてくれません。自分で
切り抜けるよりないのです。先生に言われたことを守ろうとする
のですが、ゴム巻き、腰回しなど怠け癖が出て困ります。どこへ
行くのもゴムを持ち歩いています。ワンタッチバンドは肌身離
さずしています。調子の悪い時は三角巻き、仕事中大腿から足首
まで巻きます。平ゴムも軽く巻いています。また、ペルビスター
やボールを当てながら寝てしまうこともあり、少し良くなると自
分で自分を叱っています。「骨盤枕」もいいですね。一日中腰か
けているので使っています。五味先生のおかげで寺本先生、奥様
にお会いでき助けて頂いて私の人生が変わってきました。手術を

していたら暗い生活になっていたでしょう。考えただけで怖く
なってきます。

　自然良能は時間がかかります。でも私にとっては最高です。一
人でも多くの人に知っていただき助けてあげたいです。まだ不十
分ですが娘や婿が理解してくれて喜んでいます。末永く宜しくお
願いします。主人、娘、孫共々に宜しくお願いします。

　最後になりましたが私にとって「またひらこう会」はとても素
晴らしい会です。悩み苦しみを心おきなくお話しできて助けて頂
ける。一度でも多く参加させていただきたいと思っています。ま
すますこの会が大きく長く続きますように願っています。長々と
有り難うございました。

## Case 11　こんな筈ではなかった

福本桂子（35歳）　福井県小浜市
1994（平成6）年4月23日発表
1984（昭和59）年7月12日初診

若かりし頃からすこぶるお元気で色んなことにチャレンジされた
方ですが、両方の股関節に変形が見られ骨盤や背骨が硬く難症で、
自律神経失調による疲れ知らずの方でした。のちのち迄こんなは
ずではなかったと述懐されていました。

　7月が来ると治療を受けて10年がたつことになります。その
間、私の体にはいろいろな変化があらわれ、その時の状態に応じ
て治療して下さった寺本先生をはじめ多くの方々にまず感謝申し
上げます。

　私が、ここへ通うためには片道2時間かかるので今は週1〜2
回程度です。予約制になってから時間的にとても助かっています。
時々、治療を待っている人に「どこが悪いのですか」と尋ねられ
ることがありますが、「見えないハンディ」とでもいうのでしょ
うか、医者による診断は両変形性股関節症です。レントゲンをと
ると一目瞭然に大腿骨を支える受け皿の方が変形しているのがわ
かります。

　初めての治療が昭和59年の7月ですから五味先生の『股関節
脱臼は克服できる』が出版された直後でした。すでに高校時代よ
りこの痛みは手術するより方法がないといわれておりましたので
"本当かしら？"ととびついてこの本を読んだことを思い出します。

　もともと、私は運動が好きで学生時代はテニス、水泳、そしてワンダーフォーゲル部と足の痛いのも我慢してやっていました。母に重い荷物を持って山に登るとそれだけ股関節に負担がかかるのではと注意されていましたが、自分の体のことは自分が一番よく知っていると言って、20kg近い装備を背負って旅行にでたこともありました。団体行動ですから痛くても足を引きずりながら歩いていたこともありました。でも、今では多くの楽しい思い出となっています。その後、治療を受けるようになってからもテニスやスキーをしておりました。疲れるとボールを拾うこともかがむこともできなくて家に帰ると股関節が疼いていました。寺本先生は自律神経がおかしくて疲れを早く感じないのだと言われました。そのために治療を終えても"あー楽になった"と感じるまでに5年以上もかかったでしょうか。

　少しずつ体が楽になってくると、その分、無理なことをしていたので治療のたびに「健康の貯金をして下さい」とよく言われていました。やがてスポーツよりも好きで続けていた書道の方へ力が入り、とうとう昨夏には待望の個展を県立図書館の大ホールで開くことができました。この時も寺本先生には「綱渡りをしている」と言われていました。

　その期間中、夢中になってやりだしますと体の方が信号を送ってきて、今までにない「キーン」という耳鳴りが起こったこともありました。治療を受けていく過程で様々な症状が現れてきます。首、喉、肩、腰、膝、指の痛み、体のかゆみ、疼きと全身くまなく、よくも次々に出てくるものだと思うくらいです。ある時は、首が後ろの方へ動かせずに車を運転していて軽い接触を起こしたり、運転中もイライラしてつい追い越してしまうこともあ

りました。1991年12月14日には自宅の階段からすべってビーンと尾骨にひびくということもやってしまい翌年の2月になってようやく「右足指が軟らかくなってきたから合格」と言われたものでした。

　最初の頃は、なぜ治療を受けているのに痛いのだろうと思いました。痛みのひどい時はできませんが、自分でできる朝晩の腰回し、トカゲ体操、ペルビスター、サッカーボール、ゴム巻き、ソリラックを使っての運動は一生懸命やってきたつもりです。そのお陰か症状は色々出ますが、自分自身の体の変化でわかることは、うつ伏せになった時腰椎が水溜りのように凹んでいたのが、ゆるやかなカーブになったことです。

　それと腰、臀部、腹部にさわっても以前よりずっと温かく体温を感じますし、何より腹痛が少なくなりました。押さえられるとまだかたくて痛い時が多く、胃腸の弱さは自覚しています。このように自分の体がようやく分かってきたのも最近のことで、若い時に自分の体のことは自分が一番よく知っていると言ったことは、今から思うと恥かしい限りです。それでも今年の3月には今までにない症状も出てきました。容易には10年目の坂は越せないものだと思いました。季節の変わり目とはいえ、こたつに入って温まると、痒くてたまらないのです。腹部、太腿の後ろ、背中と皮膚がザラザラなのです。それに加えて股関節の痛みです。先生の「痛みを感じて有難いと思いなさい」とはなかなか思えません。歩いていて突然「ズキン！」とくる股関節の痛みといっても、今回は微妙に場所や感じ方が違います。横の方、前の方、中側と移動するわけです。夜中にその痛みで何度も目が覚めますし、寝返りを打つにも痛くてできなく、ようやく痛いほうの足を下に

して寝るという状態が続きました。朝、起きても腰が重くて直ぐには腰回しもできず、薄い方のゴムバンドを寝る時以外1日中巻いていました。どうもこの症状は、1月〜2月と久々に講師をして教壇に立ったせいもあると思っています。ふだんは自営業ですので自分の体に合わせて休んだりすることはできますが、学校ではそうもできません。ひどい時は朝8時半から2時ぐらいまで立ちどうしということがあって、それが響いたのだと後から思いました。その時もゴムバンドはしていましたし今もしています。ようやく4月になって楽になってきましたが、ここへ通うため電車と車を乗り継いで片道2時間は足が疼いたり、立ち上がる時は腰がのびていない感じです。帰りの電車は体がゆるんだためかウトウトすることもあり長く感じます。

　今私が心がけていることは、"できるだけ夜は早く休むようにすること！以前は1時、2時に寝るのが当たり前でしたが、この頃は体の方が持ちません。目標10時でもついつい11時。どれでも朝がなかなかすっきりと早く起きられず、ぐずぐずしている状態です。寝不足はてきめんに股関節や膝の痛みとして出てきますので今後の課題はたくさんあります。

　このように、私の場合、治るという考えではなくこれ以上悪くならないようにするにはどうしたらよいか、これからの高齢化社会を迎えるにあたり、先輩の方々の教えやお話を伺い自分の体は自分で守りたいと思っています。

　今回の発表にあたり、最初は人様に自分のことを話すためらいがありました。この頃になって、世の中には断念ということも必要なのだと認めるようになって自分が持っていないものについては悩まないことの大事さを最近読んだ本から知りました。

　最後になりましたが、「またひらこう会」が長く続いておられますことを知りながらも参加させてもらうことがありませんでしたが、今日の機会を与えて下さいましたことにお礼申し上げます。一区切りの年にまとめる機会を頂きましたことは、自分の体と心をあるがままに見つめることの大切さを気付かせてもらったことになります。どうもありがとうございました。

## Case

### 12

# 峠の向こうの春を信じて

山田涼子（61歳） 京都府宮津市
1993（平成5）年2月27日発表
1984（昭和59）年11月24日初診

山田さんもつらい痛みをこらえ根性で生きてこられた方で、骨盤や背骨が変位して拘縮する自律神経失調の典型で自覚症状が捉えにくく病状がトコトン進行していた方でした。大学病院では股関節置換術を受けない方は相手にしていただけません。これ以上進行しないように予防処置が最も大切だと思うのですが、とても長い苦難の道を歩まれたと思います。自ら「またひらこう会」を結成され毎月勉強会、体験発表、ニュース発行など互いに励まし合うためにお世話をされた19ページに及ぶ長文です。

一山越えて二山目で北海道旅行イタミちゃんと同行

　―峠の向こうに春を信じて―

　「これはただごとではない」と私が自分の足のおかしさをはっきりと自覚したのは三十路半ばの昭和45年夏の夜、遅い勤務を終えてタクシーに乗り込もうとした時のことでした。どうしたというのでしょうか？　先に乗り入れる右足がどうしても上がらなかったのです。痛くはないのですが足の上げようがわからなくなり、その場は両手で右大腿を持ち上げてタクシーに乗せてやったのを今も鮮烈に覚えています。

　その日まで、私は勿論のこと父母も、私が先天性股関節脱臼（以後先股脱という）だったことを忘れて暮らしてきました。私は歩き始めた頃に「先股脱」ということで大学病院にてギプスをはめ

てもらい、その後マッサージ、リハビリと約1ヶ月間というもの病院前の旅館に母に連れられて宿泊し通院したそうでした。

　そんな大事なことを忘れるほどこの足は良く動く上等の足だったのです。スポーツ万能の子供で体育の時間の模範演技を命じられるのは大概私でした。遊びも戸外遊びをよくして、どちらかというと女の子とより活動的な男の子と走り回っているのが好きでした。冬も酷寒零下の戸外でスケートをする毎日でした。女学校に入りスキーを覚え高等学校時代は卓球に打ち込み、大学時代はスキーを、そして教員になり様々な運動を覚えました。子供たちともよく走り回ったり山登りしたりと、いつも身体を動かしていることが大好きで得意でした。しかしいつの頃も遠足は好きではありませんでした。目的地についておやつを食べたり遊んだり、母の心づくしのお弁当を食べるころには疲れも吹っ飛んでいったものでしたが、年を重ねて三十路を過ぎると遠足が嫌いになり、1時間余りの休憩時間を過ぎても疲れをひきずったままでしたが、子供たちの元気さに引かれて重い足を通わせて帰るのでした。しかし、遠足とか持久走以外はとてもよく活躍する足だったのでした。

　その年の2学期直前、意を決して東舞鶴にある整形外科に診てもらいに行きました。診断結果は、「先股脱による股関節症」ということでした。生活上気をつけることは3つあって、①長時間立ってはいけない、②長い距離を歩かないように、③重い物をもってはならないのです。この3つはとても私の仕事では気をつけようがないことばかりでした。職場の勤務内容を話すと、痛くなったら飲むようにと薬を出してくれました。その日から薬を鎮痛剤だとも知らずに服用しました。だるい、痛い、突っ張るという症

状でも霧が晴れるようにサーッと消えました。嘘のように足が楽で、なんと素晴らしい薬だろうと感激して朝、昼、晩と3回まじめに飲みました。今思えばなんと無知なこととおかしくも悲しくもなりますが、「山田さんは鉄筋コンクリートの様に丈夫やなぁ」と同僚に羨ましがられ、私自身、病気とは全く無縁の人間と自覚し、自分の健康の事、ましてや薬のこと等知ろうともせず病院でも「何の薬ですか」とさえ尋ねることもせず、有難く服用していたわけです。勤務時間中は足のこと等忘れて仲間と変わることなく働けました。

　しかし薬を飲んでいても少しずつ足のおかしさは出てきました。「気をつけ」ができにくくなりました。両足を少し開けると楽に立てるのですが、どうも左右の足の長さが違うようです。道を歩くときは、右足が少し低くなっている道の右端を歩かないと歩きにくいとか、運動のためにバスに30分程乗っていると足がつり、だるい、重い、鈍痛がするなどじっとしておられない、体の位置を次々と変えたり足をさすったり叩いたりしないと座っておられない、又、子供たちが下校して居なくなると、どっと疲れがでたり、腰がおかしい、教室内の白線が2本に見える、会議の椅子に座っているのがつらい等々枚挙にいとまがない程です。私はきれいに歩いているつもりでも、道で出会う人が「跛行（ビッコ）引いて歩いていますよ！　足が痛いのですか？」と声を掛けられ驚いたこともありました。普段はどんなに疲れて帰宅した夜でもぐっすり眠れば翌朝は元気になって働けたものですが、屋外での授業が続く時は、事前に薬をのんだり、時には痛み止めの注射を受けておかなければなりませんでした。病院も変えてみましたが、どこの病院でも診断は同じでした。

　そんな薬漬けの生活を 15 年近くも続けているうちに、昭和 59 年初夏には薬の効き目が薄らいできて飲んでも痛みが止まらなくなり、代わりに口内炎が一層きつくでるようになりました。また、よく転ぶようになり何故か右側の手足ばかりを怪我しました。歩くにも何かに体を一点つかえていないと歩きにくいのです。室内では壁、家具、戸棚、戸外ではブロック塀やガードレール等に触れて歩きました。そのような状態になっていても頑張って子供たちと走り回って遊びましたが、しゃがむ、中腰、三角座りなど身体を縮めることが苦しくなってきました。足が痛くてもどちらの足が悪いのかわからないほど全部痛いのです。夜、床について寝返りをしようとすると、激痛が走り動けません。寝返りを打たないと股関節が痛く苦しいのです。上向きでは寝られないのです。そんな訳で、夜中トイレに行くのが大変。起き上がる姿勢をとるのも難儀でした。用を足して又お布団に入ったら眠りにつくまで、ああでもないこうでもないと息をつめて寝返りを打つのが本当に地獄のようでした。ですから夜はなるべく床に就くのを遅くして、夜中までコーヒーを飲んだりしながら、教材研究やガリ切りをしていて寝るのはいつも午前様でした。そしたら、数時間眠ってトイレに行きたくなるころはもう起床の時間です。睡眠不足で頭はフラフラしていても出勤するときは小さい恋人たちが待つ学校へいそいそと出かけるのでした。こんなに足が痛く苦しくても、「痛い」とは家族にも同僚達にも言わないように努めました。私が退職するとき「足の痛いこと、知らなかったわ」といった同僚がおられましたが、私の家族はどう受け止めていたのでしょうか。主人は、「お前は遅く帰って来ては、物を食べているか寝ているかしか見せないな」と言いましたが、実際、学校から帰るのはその

当時は大抵8時近くになっていて、母の用意した夕食を一人で食べて、夫が部屋に引き揚げていくまで私はごろりと一休みしているのですから全く主人のいう通りの私でした。

　意地を張って頑張っている私を「もう勤められない。もうだめだ」と打ちのめした出来事が起こりました。その1つ目は、その朝も自転車で出勤した坂ともいえないゆるい勾配の坂道が、帰宅時にはどうしてもペダルが踏めず右側に転んでしまいました。また暗い夜道を情けなさと惨めさに心張り裂けんばかりになりながら、自転車を押して家路に着いたのでした。2つ目は、秋も深まる頃のことです。卒業写真を撮る為に2校時が済んだ業間に放送を入れるので所定の場所に集まるようにとの朝の職員打ち合わせに、きっちり授業を終えて待っていたのです。いざその時になったら椅子から立ち上がった足が痛みと共に床に吸い付けられたように動かないのです。昭和45年の夏の夜には痛みはなかったのですが、今回は痛みが酷くて、心は焦るが思う様に動かず、とうとう周りに迷惑をかけてしまい、申し訳ないやら悔しいやら辛いやら胸の詰まる思いがしました。3つ目は、日に日に子供達と一緒に遊ぶことが出来なくなってきました。こんな遊べない先生なんて教師として値打ちがない、辞めるべきだと思いました。この頃になると、不規則な生活で体が肥満し、目の周りに黒い隈どりができ、さらに痛みと疲れが溜まってきました。学校では押さえていても家ではその分イライラしていました。家はトイレが洋式ですが和式のトイレに入るとうめきながらの奮戦でした。お風呂に入るのも大好きだったのに辛い思いで入りました。学校での教室移動、3階への階段の昇り降り、特に体育の授業や体育行事のとりくみは辛いことの最たるものでした。意地はって人に

は分かってもらえないとか、いやな思いをさせると悪い等という
つまらない気持ちで、誰にも言わなかった足のことを家族にも同
僚にも言いました。協力と援助を頼みました。

　その頃、母が友人に聞かされた寺本先生の話を、偶然にも私も
友人から聞きました。昭和59年11月末の土曜日の夕方に主人
に連れられて初めて先生の門を叩いたのです。その時のことはあ
まり覚えていませんが、先生からすぐに治療しましょう、お薬は
良くないからやめるように、と言われたように覚えています。帰
りの車中、何がどうという事はないのですが、病院に行って注射
を打ってもらって帰るときとはずっと異なる感じ、足が軽い、身
体や心が和らいだようなホッとした気持ちになりました。主人に
どういっていいか言い表せないけど私の足にとってもいいように
思うから、治療をいつの日か早いうちに受けたいと言いました。

　私には勤めがありますから、すぐに休むという訳にはいきま
せん。と言って、この足では勤務の傍ら汽車を乗り継いで通院す
ることもできません。長期に休むためには、しておかなければ
ならないことが山ほどあります。とにかく昭和59年度は頑張って
勤め上げその間に病院に行き診断書を書いてもらうことにしま
した。

　やっと15年前に初めて行って診断してもらったところ「股関
節症」という病名が「変形性股関節症」（以後、変股症という）
に進んでいました。「変股症」というのは放っておくとどんどん
病状が進行していく一生治らない病気だそうです。大学病院では、
「学校を休んでください。研究してみましょう。そして早いうち
に手術をしましょう。そしたら痛みはなくなると思います」とい
うことでした。右足に体重をかけないように杖をついて歩くよう

にと体に合わせて杖を作ってくれました。私の足は右が悪いのでした。でも左足も少し悪いのだそうです。右が5なら左は7ということでした。診断書は「変股症」ということで、まず半年間の休務を要するという内容でした。続いてまた半年間の休務が出て合計1年間の休養を取らせてもらうことが出来るようになりました。

　昭和60年4月16日、初診日から4ヶ月以上もたってしまってから再度、寺本先生の所へたどり着きました。私は、職場や子供達との1年間の辛い別れをして、腰をすえて治療を受ける覚悟で出てきたのでした。この時の体重は71.5kg、左右の足にかかる体重差は13.5kgもありました。先生は私の骨盤を見られ「お尻が砂漠のようなザラザラになっている。4ヶ月の間にうんと悪くなっている。大人の養護学校というものがあったなら、そこへ行きなさい」と言われたのですが、そんなに悪くなってしまったのかと杖なしでは3mも歩けなくなってしまった自分に納得していました。そして3年は基礎作りに必要だと言われ思わずドキッとしましたが、15年間も薬でごまかして我慢して悪くした歳月を考えれば3年なんて短いものだと思えました。母も、「3年間は面倒見てあげる。3年たったら私は80歳になるから、それまでは安心して治療をしてもらいなさい」と言ってくれて、どんなに安心した事か言い尽くせない有難さにうれし涙が胸に広がり「石の上にも3年」というが、家族の為にもまた1学年が大きくなった子供達の為にも、ここは最も根性をいれて頑張るしか道はないと自覚しました。人は誰でも長い人生の中で自分の体のことを集中的に考える時期があってもいいのではないでしょうか？私は31年間も1つの道をひたすらに歩み続けて来たのだけれど、今

が私にとって与えられたその時期だったのでしょう。だからこそ、頑張ろうと思った訳です。これからは治療を受けることが仕事と受け止めました。

この日から長年飲み続けた薬をやめました。また歩く時は杖をつくようにしました。その頃の私は、杖をつくことは屈辱そのものでしたが、手術は嫌でしたから、仕方なくつくことにしたのです。同じつくならば杖は「足のめがね」のようなものと割り切って胸を張って張り切って格好よくつくことにしたのです。

足が痛くて列車を乗り継いで通院できないので昭和60年4月17日から寮に泊めてもらうことになりました。月曜の朝は「単身赴任よ」と元気よく家を出て寮に泊まり、1日2回の治療を受けて週末には家に帰るというパターンの生活が待っていました。こんな素晴らしい世界があったのかと目をみはるばかりの生活が待っていました。

教育界という枠の中にドブ漬けのようになっていた私にとって、これは全く未知の世界との遭遇ではないかとワクワクしたものです。寺本先生、助手さん達、患者の仲間、出会う人はみな新鮮で優しく親切で痛み苦しみも分り合えるという心の安らぎも知りました。虚飾のない素直で素朴な関係です。今までの不規則な生活から一変して、規則正しいリズムある生活でした。療では同年輩のY子さんが中心になって作ってくれた3度の食事は粗食でありながらもバランス良い内容の献立でした。偏食のきつかった私もいつの間にか何でも食べられるようになっていました。又、おやつを食間にとらない習慣も身に付き、久しぶりに空腹感を覚えるようになりました。ゴム巻きも1度に3回、1日に3回、又体操も、寝たり椅子に腰かけて簡単なことを毎食前にやっていま

した。ほんのちょっとした体に良い事でも繰り返し毎日続けるという事はすごい力を発揮してくれるものです。

　1ヶ月後の5月17日には体重が2.5kg減少の69kgに、左右の足にかかる体重差も7kgになりました。5月24日には、主人の勧めで京都の整形外科で診断を受けました。65歳位で体重の股関節にかかる位置を換える手術をしましょう、痛みがとれますが、杖はついて下さいということでやはり「変股症」でした。鎮痛剤を服用していた事をX線写真で見て当てられました。薬はできるだけ飲まないようにということでした。

　更に、6月20日に、今度は大学病院にいってみました。五十数年前ギプスをはめてもらった病院です。やはり変股症でした。足に点数をつけてわかりやすく説明して下さいました。健全な足を100点とすると私の右足は60点だという事でした。50点まで落ちると年令に関わらず即手術だということでした。「このまま放置しておくと5年のうちに坂を転げ落ちて車いすの生活になりますよ。3ヶ月毎に検診を受けに来なさい」と言われました。絶対足の機能をこれ以上落とさないよう頑張らねばと思ったものでした。お世話になって3ヶ月たった7月に入る頃、相変わらず足は動きにくいし痛いしということはありましたが、まだまだ基礎の基礎工事をしてもらっているのだから、それは当然と受け止めていました。杖をついても200m位も歩けず、先生に借りたミニ自転車に乗って寮から治療所に通っていました。足には大きな変化が見られない3ヶ月でしたが、目の隈どりが取れ顔色が良くなりました。首もすっきりしてきたと言われたものです。あのウルトラデブの71.5kgの体重が63kgまで減っていきました。股関節の開きも70度になり右足が少し後ろに動くようになっていま

した。「贅肉が取れてきましたね」と先生に褒めてもらいました。私は足のことはさておき、小さな目標は3ヶ月毎に体重を4kg近く下げることでしたから初期の目標が立派に達成できたわけです。3ヶ月って意味ある月日だなぁと思えました。

　次の3ヶ月がたった10月頃には、ノートの記録から振り返ってみますと「開脚90度」9月27日夜初めて上向きで寝る。しかし2時間たったら肩が凝っていた。体重は57.5kgに減る。足の前後振りが少しできるようになり、杖をついて寮から治療所まで200m程はスッスッと歩ける。体が捻じれてビッコをひき足は痛いですが、杖なしでも同じ距離位歩けたと書いていました。

　昭和61年1月頃までの3ヶ月間を追ってみますと、お尻が砂漠で全く枯れていたのに少し色が良くなってきたし開脚度も100°にまで開くようになりました。その頃になると足だけ悪いと思っていた私にも人並みに腰痛が出てきました。股関節の痛みとのダブルパンチにくさっていると先生は「痛いのは一生ついてまわるから友だちと思いなさい。イタミのタミを取って『タミちゃん』と呼んで愛してあげて」と言われました。10mも歩けば痛くてたまらない状態になっていた私は、痛みの「タミちゃん」を友達として仲良くするなんて、とても出来そうにないと思っていましたが「この痛みは筋肉がゆるんで来たことから来る痛みだから、喜ばなければいけない。痛いと文句を言ったり反発するのでなく治癒の為の一過程と受け入れることです」と諭して下さった先生の言葉は忘れられません。

　昭和60年12月5日、大学病院で3回目の定期健診を受けました。当日は体重が足にかけられない程全体が痛く、まるで半年前の段階まで戻った様に思えましたのにつけてもらった点数は

62点でした。60点から1点1点と上がっての62点です。5年後には車イス生活になると言われたのに、この1点は貴重です。大学病院の先生は「軟骨が減って来ている、よくなっていません」と言われました。しかし、62点なのです。痛くても足がよく動くのです。「痛い」という事と足の機能は別だという事がわかりました。

　1年たった昭和61年3月頃には、向う脛にも膝にも大腿にも痛みが出てきました。1年前と同じ痛みと思えました。海の波が寄せては引くように痛い日、楽な日が交代でやって来ました。それでも、この頃になると腰かけなくてもラジオ体操が曲がりなりにも出来るようになって痛くても歩く距離も延びてきました。しかし、1km位も歩けるようになったというのに、それ以後は距離が延びないどころか、かえって日に日に800m、500mと落ちて行きました。もうこれ以上、よくならないのではないだろうかと痛みと共に暗たんたる思いに打ちひしがれたものでした。寺本先生に「痛いの3ヶ月、痛くないの2ヶ月を繰り返して、いつか逆転するようになる」と教えられ一日も早く私もそうなりたいと願わずにはおれませんでした。痛いのは神経が復活して来た証拠だから、痛みがあるのは体からの警告と受け止めて手入れをするのだそうです。分かっていても辛いことでした。

　精神的に参ったことも数えきれない程あります。近くの小学校からの声を聞いたりすると1年たっても、もはや復職出来ないこの右足のことを思うと、定年まで8年程残して退職しなければならない自分が惨めで悔しくて何度お布団をかぶって泣いたかわかりません。また寮に泊まって一緒に頑張って来た人が良くなって通院できるようになられると、とても喜びながらも一抹の淋しさ

が心を吹き抜けるのでした。幸い私の回りには、いつも温かい目で見つめ励まして下さる先生、助手さん達、それに治療の仲間がたくさんいてくれました。ドライブに誘ってくれたり、ギターを弾いて歌を教えてくれたり、美味しいご馳走をさし入れてくれたりとそれからそれへと優しく心強い応援をして、落ち込んでいる私を引っ張り上げてくれるのでした。

　昭和61年も私にとって忘れられない年となりました。それは、3月31日をもって教職にピリオドを打った年です。4月2日の辞任式に、かつては屈辱と感じた杖をついて、ステージに上がり別れの挨拶が出来ました。足を悪くして失った物は大きいけれども、失った物以上に得たものはもっともっと素晴らしいものがあります。体重も55kgまで落ち若い頃の私に近づいて来たと言ってもらった時は、よく頑張ってここまで来たものだと自分を褒めているのでした。大きな目標は、うんと遠くに持ちながら、目先の小さな目当てを定め、しかもそれに捉われず健康への取り組みを進めていると気づいた時、目標が達成できていたのです。その嬉しいこと！　足のことは後でもよいと思い体重を落とすことを第一目標にして、ゴム巻きや体操をしていましたが、足の様子も少々変化して来たのでした。汽車での通院ができる。バス停から歩いて治療所へ行ける。足の動きも多様にできるようになり右片足立ちも63秒もしておられるのでした。また今も練馬大根の足ですが、その当時はポンポコポンに膨らんでいて、主人の27cmの長靴がはけなかった足に先生に借りた女性用のレインシューズが入って歩けたという喜ばしい事件もありました。反対に良くないことも出てきました。口内炎がきつく出て悩まされました。また首肩が痛いとか、うなじから背中にかけて発疹が出て痒かった

りという具合です。寮には入れ代わり立ち代わり入院してこられ
ますが、居続けているのは私だけです。寮の主になったような侘
びしい感じさえしました。時々宮津方面から治療に来ておられる
患者さんの車に便乗させてもらって家に帰る日もありました。毎
夜決まって電話をかけてくる母の声を聞くたびに私も自動車の運
転が出来たら通院できるのにという思いが風船のように膨らみ、
今なら運転免許が取れるのではないかとさえ思えるようになりま
した。

　昭和62年4月10日のことです。先生の許しを得て治療を受
けつつ寮から小浜の自動車学校に1時間かけて通うことになりま
した。それ程、足の状態も良くしてもらっていたのでした。体操、
ゴム巻きなど必要な事をする以外はしんどくて、ごろりと寝転
がっていた私でしたが毎日朝から夕方まで1日中自動車学校で過
ごすことが出来ているのです。実際くたくたになってかえってく
る日も多くあったのですが、先生の治療を受けて元気になり全工
程をストレートで合格し免許証を手にすることが出来ました。先
生や治療のおかげ、寮の仲間のおかげだと深く感謝しています。
外出することに受け身だった私は、運転免許証を手にして一度に
世界がパァーっと広がったように思えました。7月7日の七夕の
日から、お世話になった寮を出て片道55分ほどの道のりを運転
して通い2回治療を受けて楽々帰宅できるという日々が始まりま
した。足の筋力を付けたり、土踏まずをしっかり作りたいと由良
海岸に寄り30分間波打ち際を素足で歩いては治療所へ行く日課
が12月に入り海岸への石段が積雪で滑って怖くなるまで続けま
した。昭和63年3月12日には、「またひらこう会」も発足し、
楽しくて忙しくて充実していて、健康に向けてまたたく間に過ぎ

ました。

　この初めの３年間は、３ｍも歩けなかったボロボロの体から出発して、ただひたすら健康への厳しい峠路を一歩一歩踏みしめて、前進ばかりではなく、しばしば足踏みもしながらも何とか助けられて越えてきました。毎日がとても苦しかったことや反対に楽しかったことなど、人との出会いで得たものは大きかったと思います。３年間を振り返って辿ってみると、３ヶ月毎に体が変わり心も変わり古い殻を脱いでいった様でした。だからそれらの３ヶ月が集まって３年がたち、「石の上にも３年」の３年は苦行ではなかったようです。３ヶ月とか３年という歳月は人間の体や心の有り様を変えるのにとても大切な節目になる時期だと自分の体験上考えています。３年前に先生が「３年かけて基礎作りを…と言われていたのでしたがその基礎は出来たでしょうか？　峠の向こうの春に幾山越せば巡り会えるでしょうか？

　私の２つ目の山である３年間は、昭和63年４月～平成２年にかけてがそうです。昭和63年４月４日この福知山支部の治療所が新築になり、開所日を迎えた記念すべき日でした。新しい治療所は、明るくて広い治療室、待合室になり開放的な間取りになっています。待ち時間に体操やゴム巻きもゆっくり出来るスペースがあります。新しい気持ちで２山目が迎えられました。自動車に乗れてよかったとつくづく思ったことでした。車で走る大江山の峠には、週毎に様変わりする本物の自然があります。山路を走ると気分が和みます。大好きな山の草木を観ながら治療に通わせてもらう事を日課にできる私は幸せ者だと家族に感謝し、習い覚えたゴム巻きや簡単治療法を家族に還元してあげられるようになったのもこの頃からです。

　私の足は、お尻の肉がつったり痛かったり、左足が疲れてこむら返りを起こしたりといろんな困る症状を現すのでしたが、動作が速くなり、足取りも大きく軽くなりました。4月19日、丸3年たって4年目に入ったころ、先生に、「足取りが軽そうだ、大腿四頭筋が伸びたのですね」といってもらいました。随分足の動きが多様になり、可動範囲が広がってくると欲が出てやりすぎては足を壊してしまうという失敗と成功を繰り返しては、どのくらいが今の自分にとって適当な運動量であるかをつかんでいきました。左足を壊さないように左右を鍛えなければなりません。さらに100°以上に開脚できるようにすることが課題だと思いました。

　大学病院に3ヶ月毎に検診に行きだしてから8回目に当たる昭和63年9月3日のことです。今までは足の点数は上がっていても、いつも「前回と同じです。よくなっていません」と言われてくさくさしていたのですが、この時は「あぁいいですよ。悪くなっていません。軟骨ができかけています。いいですね。頑張って下さい」との言葉と、足の点数63点とに、鬼の首を取った様な気がして意気揚々と帰り、寺本先生にX線写真を見てもらい喜び勇んで報告したのでした。

　治療一筋に突進してきた日々でしたが、その頃になると少し気持ちにも体にもゆとりが持て、習い事に行き、「生徒」を始めました。私の生活が幅広くなりそうな最高に体調のいい11月に胆石の手術を受けました。話し合いを重ね悩み抜いた末に、決心して受けたのでした。これで逆戻りした部分があるのは事実です。しかし、先生の治療を3年以上も1日2回ずつ受けていたからこそ私にしては早く回復できた様に思います。悩み考えて出した結

論でしたから後悔はしていませんでした。術後２ヶ月目の平成元年１月17日からまた、先生に治療していただき出しました。

　この二山目には、もう１つも２つも忘れられないことがありました。京都に嫁いだ娘に子供が生まれたのです。この私が初婆になったのです。何か手伝ってやりたいと娘の家へ行く日を目指して治療に励んだのですが、育児は若い親たちで頑張るとのことでした。私なんか母や祖母に助けられて大事を取っていた産後でしたから、今様の産後のあり方に驚いたり感心したり、出る幕のない淋しさも入り混じった複雑な気持ちがしたものです。

　平成元年６月５日のこと、夢のまた夢であった憧れの北海道旅行に向けて、愛車に母と姉を乗せて舞鶴の埠頭からフェリーに乗り込みました。お腹の縫合あとも赤く生々しく痛みもあるのですが、それはどこにいても一緒です。ゴムバンドにペルビスターを積み込んで６泊７日の旅に出ました。私一人の運転です。宿泊先では体操、ゴム巻き、ペルビスターで怠りなく手入れしましたので体調をひどく崩すことなく、心一杯の財産を作って愉快に旅行を無事に終えることが出来ました。自分の体への付き合い方に少々自信が持てるようになりました。

　こうして振り返ってみると２つ目の山は１つ目に比べて緩やかな歩みで、目や心を自分の足や体にだけ向けるのではなく、家族のこと身の回りのこと、趣味や家事にも振り向けることが出来るようになったことは大きな相違点です。しかし治療そのものは私の最大の重要課題であると確認していました。平成２年10月には、同じメンバーで今度は九州を走って来ました。トイレ休憩をする度に腰回しや、ストレッチ体操をしましたが、かつて立って腰回しも体操も出来なかった私がそれらを日常茶飯事としてやっ

ているのですから我ながら驚きました。この頃になると数mでしたら小走りも調子の良い日にはできるようになるまで回復して来たのでした。病は悪くした様にその同じ道を辿ってよくなって行くのだそうです。そうだとすると、私の最低どん底まで落ちたこの体は、折り返し地点を回って元来た道を戻りつつあるのでしょうか？　それならば、とても嬉しいことですが…。

　2つ目の山は、体力もぐんとついて来ましたし、速く動けるようになったと思います。我が友「タミちゃん」は、時々大暴れして困らせますが、怠けてはダメ、やり過ぎてはダメと教えてくれる体からの声なき声だと受け止めています。車のおかげで世界も視野も広まり充実した日々を送らせてもらえたことに今更ながら感謝に感謝の気持ちでいっぱいです。三山目に向けてファイトも湧いて来ます。

　3年一山として、いよいよ3つ目の山に差し掛かりました。平成3年4月から平成6年3月末の3年間が、3つ目の山に当たります。現在の私は、3つ目の山を登り切り峠の下り道を歩きかけています。平成3年7月末には、治療所の仲間2人と一緒に富士登山に挑戦していました。3mも歩けない地獄の様な日々から6年と数ヶ月しかたっていないと言うのに。同じ年の9月末には、私の第2の故郷である中国の地へ10日間に及ぶ旅行を重いリュックを背負って行って来ました。かつて病院で重い物は持たない、長い道は歩かない、長時間立っていないと言われた指示に悉く反した事をしてしまったのですが、足は壊れなかったと思っています。そのわけは、先生の研究心あふれる治療と基礎の土台ができていたからこそ、又体の手入れの仕方を教わり少しは身に着けていたからこそ、私にとって快挙と言える富士登山と中国旅

行を無事成し遂げることができたのでしょう。もちろん、登山の事前には近場の山登りを一緒にしてくれた友人や、7合目の山小屋や川口湖畔の宿で体をほぐしてくれた仲間の援助があったればこその成功でした。平成4年9月末から第2次中国旅行をしました。北から南へ6日間で駆け抜けるというハードスケジュールの苦しい旅でした。1日1万歩歩いて、杖をつく左手から肩、脇の筋肉が凝って痛みましたが、健常者と一緒に行動できる自分の体の頑張りを褒めてやれる素晴らしい旅行でした。

　3年は面倒見てあげるから治療をしっかり受けるようにと励ましてくれた母も今年は85歳への道のりを何とか頑張って歩いてくれていますが、すっかりお婆さんになってしまいました。そして、影も形もなかった孫も今年4歳の誕生日を迎え可愛いやんちゃぶりを振りまいています。主人も定年を全うして退職し、第2の人生を若々しく元気に歩んでいます。私の足の痛みも相変わらず海のうねりの様に大波小波を繰り返していますが、痛みの様子は大きく変わって、動き始めは痛くないのに動きにくいという状態から、重たい、つる、だるい、鈍痛がする状態を経て、どこが痛いのかどちらの足が悪いのかわからない程痛みが全体に燃え盛っている時がありますが、今はお薬を飲まなくても痛みは随分和らいでいます。痛みの色もいろいろありますが書き表せません。我が友「タミちゃん」が元気づく日はひどく痛むのですが、その痛みも長続きしないようになったことはとても素敵な事です。すぐに疲れてごろりと寝ころんでいた私も少々動いても炊事をしても頑張りのきく体力が付いたように思います。

　この治療の生活に入ってから、出来なかった事がどんどん出来るようになり、それがある日ストップしたりするとよく落ち込む

私ですが、こういう足踏み状態の時、あるいは後退したかのように見えるときは、体が次なる新たな前進のために力を蓄えている時期なのだという先生の言葉がこの頃やっと実感として受け止めることが出来ました。

　今あれやこれやと、ルンルンの気分で「生徒」をしています。そのために治療に通うことや家での体の手入れを怠けてしまっています。こんなに体が楽に動くようになった時こそ油断をせずに治療を受けなければならないのだと反省することしきりの毎日です。もう一度富士登山もしたいし、第２の故郷天津にも行こうと決めています。だからこそこれから下る３つ目の山の峠を踏みしめて転ばぬよう、足を取られぬよう、慎重に下りていきたいものだと思っています。

　足かけ９年、先生はじめ助手さん達、ここで出会った大勢の仲間、友人そして家族に助けられ支えられ励まされて今日に至りました。本当に有り難うございました。深く感謝しています。

　峠の向こうに花咲く春が待っていることを信じて「タミちゃん」と同行２人杖を付きつき、一歩々々息切れしないように健康道を歩いていきたいと思いますので、これからもどうか、先生、皆さん、よろしくお願い致します。

## ▶コラム２◀　継続は力

　西欧では「成功は Succes」、「継続は Continuation 又は Succesion」。日本では昔から「継続は力なり」といわれていますが、西欧流にいうと「Succes ≒ Succesion」で「継続≒成功」となる。西欧でいう成功とは頂上や到達点そのものではなく「成功していく途上、過程、道程」を指しているようである。続けていればいつかは身につくことを教えてくれている。まさに柔軟性には続けるしかないのである。

## Case 13　多くの人々に支えられての3年間

東山峰子（61歳）主婦　兵庫県山南町
1994（平成6）年6月25日発表
1991（平成3）年7月27日初診

変形股関節症という関節変形を幾多の試練と鍛錬で乗り越えられる姿を見ていて、私たちは最も勉強になりました。当座の治療と長期的な根本療法を織り交ぜていつかは変わっていかれる姿に自信を持って頂かないと治療は続きません。歌を詠まれるベテランの歌人として言葉少なに状況を語っていただきました。でも最後は人工関節を挿入されました。

　私は寺本治療所にお世話になって7月の末で満3年になります。私には体験発表などまだまだ先のことのように思っていましたが、今日の日がめぐって来た喜びを感謝しなくてはと思います。苦痛のどん底にいてはその気になれないのですから。

　そして2年ほど前に私がそうであったように、治療を受けつつ痛みの為に不安な気持ちでおられる方々に、私の体験を通して勇気を出して続けて頂くためにも、これまでの経過を伝える義務があると思うのです。

　発表の前に先ず寺本先生をはじめスタッフの皆様に心よりお礼申し上げます。私達から見れば5人の皆様の手と足からは常に温かい光がさしているように感じられます。

　「吾がために慈悲の手足を貸し呉るる

　　　　　人あり明かりを信じつつゆく」

　私は昭和25年に22歳で結婚し、その頃としては村一番の大作り農家で、しかも三世代6人家族の中で慣れない農家に従事してきました。

　3人の子供を育てる中で、主人は勤めの身であり、爺ちゃん、婆ちゃん、母ちゃんの3ちゃん農業という言葉がはやった頃のことで、機械化されていない二毛作農家、今にして思えば3年前の症状の内幾つかは、その頃から芽生えていたのではと思い当たることがあります。

　現在の私の家は、三世代同居の7人家族で、今の時代としては大所帯の方です。勤めを持つ息子夫婦に代り留守を預かり3人の孫たちを見る中で母を見送り、それぞれの孫たちが保育所より幼稚園へと進むにつれ、私の足の痛みが年ごとに酷くなってきました。春になると痛みだし、2ヶ月程薬を飲んで孫の送り迎えをしているうちにいつしか痛みを忘れ、又次の年になると春先より痛むといった繰り返しでした。そして平成2年頃より、これまで以上に度々痛むようになりました。

　その頃近所のFさんが治療に通っておられることを聞いていましたが、私にはその時間がありませんでした。痛いのを我慢しながらでも、今なら跛行（ビッコ）でも歩いて家事くらいはできるが、治療を始めると反動があるというのも聞いていましたので、私が今この家の中の状態で反動の為動けなくなるというようなことになれば、幼い孫たちは誰が見ることになるのだろうかと思うと中々その気になれませんでした。病気の進行という事すら考えていなかったのです。

　それを知ってFさんは体操を教えて下さり、ゴムバンドを買ってきてもらって、それぞれの使い方を教えて頂きました。見よう

見まねで使っていましたが、巻くことに慣れていないのと、今一つ真剣でなかったようで、正直言って成果を見るところまで至りませんでした。

　平成2年もそんな状態で暮れ、12月の忘年会の時に席を立とうとすると普通に立つことが出来ません。腰を曲げた状態を前へグーと倒さないと痛くて立っておれないのです。2次会のカラオケもいつもと違って苦痛で早々と引き揚げました。その頃に直ぐお世話になっておればよかったのですが、いつの間にか痛みも薄らいできました。喉元過ぎればなんとやらで、又何ヶ月かが過ぎました。その後家の造作で職人さんの接待で忙しく立ち回り左股関節がひどく痛み出し、坐骨神経も夜中に疼き、昔痛めた足首の捻挫も再発してどうしようもなくなり、平成3年7月「今日から私は寺本先生のお世話になり足を治してみせます」と自分自身に言い聞かせるようにして、治療所の門をくぐったのです。

　その頃より3年間、親身になって心配して下さるF様ご夫妻には色々と勇気づけられ励まして頂き、少しでもいい話をすれば「良かった、良かった」と共に喜びながら度々車に同乗させていただきお世話になりました。そのためにも、何とかいい結果が出るまで頑張ってみようと思いました。初診の際持参したレントゲン映像から、左股関節の骨が変形して身体の中心に近い方の軟骨が写っていないため、このままだと3～4年でもう片方の足も痛くなると言われました。

　いよいよ長期戦になりそうだな！　と覚悟を決めて先生が言われるように3ヶ月は毎日通うことにしました。その時私が苦しんでいた自覚症状だけで上記以外にあったのです。両手首から先の痺れ、ひどい肩こり、左五十肩、足のかかとのひび割れなどに悩

まされていたのです。先生が見られたところではまだまだ他にも
あったと思いますが、あまりたくさんで自分が惨めになるからこ
れくらいにしておきます。

　約3ヶ月の治療を受けて多くの症状がなくなったと言えば嘘
になりますが、少なくとも全部が良い方向に変わってきたこと
は確かです。悪い元を正せば皆よい方向に変わってくると言われ
る先生のお言葉が分かったような気がします。


「足癒えて旅に行く日を夢に見る　信濃路は青く光満ちいて」


　治療に通う前から予定していた信州への旅を思い私の願望を詠
んでみたのですが、10月には短歌の友達に労われながら、2日
間だけ薬を飲んで夢に見た信州の短歌フォーラムに出席し、翌日
は安曇野を回り楽しい旅ができたことは大変うれしかったです。
次に治療中に気がついたことと反応について幾つかあげてみます。


1　当初腰回し機に乗っても腰が回らずに下半身全体が一緒に
　　動いていたようだ。

2　左足の筋肉の萎縮は痛くて使わないからか、重心を右にか
　　けるため右の足が太くなるのか3cmの差。

3　痛くない右足の使い過ぎか、大腿の後ろの筋が固くなりと
　　てもだるくて苦しい感じが長い間続いた。

4　胸がギューと締め付けられるような痛みが6回ほどあり心
　　筋梗塞かと心配した。

5　腹筋がこむら返りの様にねじれてとても痛く暫くさすって
　　いると元に戻る感じも数回経験しています。

6　毎朝仏様の前で正座をしようとすると膝をガクッガクッというか、ペタペタというかゆっくり、じんわりと足を曲げていって座るということが出来ませんでした。膝の回りの組織がゆるんで来た好転反応だったのでしょうか。

まだほかにもありますが、このような症状を反応と受け止め2年近く過ごしたように思います。治療を受けるごとに寺本先生の冗談めかした励ましの言葉やその日その日の悪い症状を訴えると、それに適した治療法をしていただき、またお弟子さんの久保田さんの「東山さん、どうですか？」という問いかけに勇気づけられたりしながら落ち込んだり這い上がったりしながら歩んできました。

「履物の痛み左右を異にして　治療なかばの年も暮るるか」

あれこれとしながら平成3年も終わり、4年の新春を迎えました。治療も週3回を目標としました。お正月は例年の様に家族を含めて孫子総勢16名集まり新年を祝うことができました。
　以上が、多くの方々に支えられた3年間の報告です。

# 第5章 ▶ 坐骨神経痛編

## Case 14

### 出来たら手術しないで治したかった

佐藤しのぶ（79歳）主婦　京都府福知山市
1989（平成元）年2月10日初診

急激に出た坐骨神経痛の手術後、苦しみ涙しながら遠路通って克服された方です。

　昭和59年8月15日、十数年振りに主人と二人で花火大会に行きました。大勢の人出で賑わい車は町の中まで入る事はできませんでしたので、町外れに止めて会場の堤防まで難なく歩いて行きました。もう沢山の人で腰を掛ける所も、しゃがんで休む所も無く、初めから終わりまで立ち通しで見ていました。久し振りに見た花火は美しく、満足して帰りかけたのですが、突然左足が痛みだし主人について歩くことができません。主人は少し先に行っては私を待ちましたが、どうにも車の所までたどり着けそうにありません。仕方なく「ここに待っとれ。車を取って来る」と言って姿を消しました。機嫌よく来たのに何でこんな事になったのかさっぱり分かりません。ようやく車が来て少し帰りが遅くなりましたが家には着きほっとしました。

　これが足痛の始まりで、神経痛とばかり思い腰からきているとは思ってもいませんでした。立って何かしようと思えば痛み、炊

事をするのに肘をついたり、片足を上げてみたり色々としてみますが痛み、横になって休むと痛みが取れますから「極道病気やな」と言われたものでした。立って歩こうものなら、少し歩いては休み、こんな事では今に人の手にかかるのではないかと心配になり、自分でバイクに乗れる間に治そうと、整形外科、鍼灸院、骨折院など這いずり回りました。

　神経痛なら湯村の温泉病院がいいと聞き、早速手続きをして昭和60年6月7日になり入院しましたが、少しも良くなりません。お年寄りばかりで私の年代の人は5人でした。そのせいか食事がお粗末でこの上なく、病院より外へ出ておいしい物を食べてみたいと思いましたが、足が痛く外へ出ることもできません。娘一家が来てくれましたが、2人の孫が「お婆ちゃん何でこんな所へ来とるんや。早うお家へ帰ってきな」と言ってくれて、私は一緒に帰りたいという思いで涙があふれましたが、送って出ることも出来ませんでした。遠い湯村まで親類や兄弟、主人と交代に来てくれましたが、自分が情けなく、来てもらう度に悲しくて涙をこらえることができませんでした。

　丸1ヶ月経ったところで、娘の夫が国立病院に入院したと電話があり、私も足が痛いので見舞いに帰ってもどうすることもできませんが、とにかく5日間の外泊をもらい迎えに来てもらって帰りましたが、途中足の痛みが激しく困りました。見舞いは口実で他人事どころではありませんでした。外泊で帰ったのですが、どうしても湯村へ行くのが嫌で思い切って「退院させてください」と家から電話をしました。「予約が一杯あるのですぐ部屋をあけてほしい。荷物は看護婦が片付けて他の人を入れます」との返事が返ってきました。

　4日目に支払いと荷物を取りに行き退院しましたが、人の手を借りないとどこに行くこともできません。ひどい痛みの時は「死んだほうがましだ」と何回か思いました。

　本家の兄を頼っては国立病院に1週間通い「この痛みは脊椎からきている」と先生に言われ、1週間に1度しかできない注射を尾骨からしてもらいましたが一向に効きません。国病の先生に「私が一人で通院できるようになるまで入院させてください」とお願いして早速入院して、「毎日昼も夜も牽引して様子を見ましょう」と先生に言われ、手術はしたくないので牽引との戦いでした。

　1ヶ月様子を見ても一人で歩くことは出来ず、歩行器を頼って歩いていました。いよいよ「手術するほうが手っ取り早い」と先生に言われ「家内で相談をして、腹を決めるように」と言い残して病室を出られました。脊椎の手術は下半身麻痺する人もあると聞いていましたし、実際にほかの部屋の人で下半身麻痺となり、車椅子で生活する人がありましたので、なかなか決断が付きません。2、3日たって「どうや、決まったか」と聞かれると「どうであろうと痛みをとって欲しいので、お世話になります」と返事をし、60年9月3日に俎板の鯉となりました。全身麻酔で4時間余りかかったそうですが、何も知らないうちに手術は終わっていました。麻酔が切れてそれからが大変、昼も夜も疼き通しで、喉は痛いし声も出なくなりました。

　少し落ち着いてからでしたが「思ったより出血したので輸血しましたよ」と診察に来られた時言われました。ビクッとも動くことが出来ず、仰向きになったきり食事は食べさせてもらってばかり、約1ヶ月個室に置いてもらい、40日間付き添いをしてもらい体が動かせなく固定してしまい、固くなるのも当前寝たきりに

なると便が出にくくお産よりも困りました。看護婦さんの顔を見る度に通じの事しか言わないので、「寝たきりになるとみんなこれに困ってんや。私らの顔を見るとそれしか言われない。起きられるようになるまで頑張らなあかんな」と言われたものです。

　沢山の人が代わる代わるお見舞いに来て下さって、私がお見舞いに行くほうに回りたいと何度思ったことでしょう。お風呂に入れるようになっても、網の上に乗せてもらい寝たままで入れてもらったお風呂が4回、歩行器で歩いても良いと許可が出ても、手のかかる患者は週1度しか入れてもらえませんでした。歩行器で歩けてもお風呂に入る前に看護婦さんに1反のさらしを巻いてもらい入るのですが、お風呂上りは濡れた1反のさらしが重く洗面道具も持つことが出来ず、40日間が終わってもお風呂の日は姉に手伝いに来てもらいました。昼も夜も装具を付けたままで痛いところができ、いろいろとしてもらいましたが随分困りました。当たり前のことですが長い間装具を付けていたので、体が動かせないほど固定してしまいすっかり固くなりました。

　湯村の病院から国立病院へと半年間入院しましたので、主人には毎日三度とも給食センターのお弁当を食べてもらっていました。退院した晩に「久しぶりにお茶碗で食べるご飯がおいしい」と言ってくれました。長い間男1人の生活で一度もしたことがなかった洗濯もしたり、昼は仕事、帰りは病院に寄ってくれ、すまない気持ちで一杯でした。娘も二人の子供を連れて毎日洗濯物の世話をしてくれました。

　退院してからは少しずつ距離を伸ばして歩くことが一番の仕事でした。主人は長い間の1人暮らしで困ったのでしょう「何もせんでいい。痛いやえらいや言わんように留守番をしてくれたらよ

い」と元気になるまで言い続けました。歩いていると近所の人が「帰ってきちゃったときとは大分しっかりした足取りになっちゃったで、頑張りなよ」と元気づけられ、「日にち薬という薬も飲まなあかんな」とつくづく思いました。退院から8ヶ月たって、それから買い物が沢山できるようになりました。腰に力が入りませんので荷物を持つことが出来なかったのです。足のひどい痛みは取れたものの、手術したあたりはいつまでたっても具合が悪いのに、退院から1年1ヶ月暮れてから、今度は右足の膝から上へ痺れと痛みが出て「あぁ困ったことになった、今度はどこへも病院通いしないで、足が立たんようになったら完全介護の病院へ放り込んでもらおう」と考えていました。

　そんな時昭和62年の3月中旬、知り合いの方が「佐藤さん、足が痛いそうで」と言ってくれ、五味先生の腰痛の本をもって家にやってきてくれました。「かくかくしかじかで治療に行き、痛みが取れて嬉しかったので、あんたも騙されたと思って行ってみな。私が行くときは家まで迎えに来たげる」と言ってもらい「何処へも行こまい」と思っていましたがやっぱりよくなりたいし、70歳までにはまだあるし同じ暮らすのに痛い痛いでは家の者も気分が悪いし治療に通うことにしました。

　誘いに来て下さった方は5月から勤めに出られ、私は汽車で通わなければなりません。団体旅行には何度も行きましたが、一人では綾部にも行ったことがなく一人で舞鶴まで行けるやろうかと前の晩から眠れませんでした。

　朝8時32分の汽車に乗り乗り換えがないので安心して舞鶴に向かいました。ホームに降り改札口のところで赤線の入った帽子を被った駅員さんが一人ひとりに頭を下げられていてびっくりし

ました。ＪＲになったからなのでしょう。今度は寺本さんの家が
わかりませんのでタクシーに乗り横付けしてもらいました。でも
汽車賃、タクシー代、治療費、時にはお昼も食べなくては。時間
の都合で何日かタクシーを利用しましたがこれでは費用がかかる。
少しくらい歩けるのだから運動にもなるし人に道を教えてもらい
歩くことにしました。

　今日からという日はわかりませんでしたが、「あの痺れと痛み
が和らぎ、両腕の肩のあたりもうずいていたのに」と先生に「福
知山にも作ってほしいわ」といったこともありました。

　6月30日の夜、弟が「膝が痛くてかなわんが鍼とか注射はい
やじゃし、舞鶴へ行きたいので道を教えてくれ」と電話をしてき
ました。7月から10月の中ごろまで毎日通いました。初めは痛
くて辛くても早く行かないと順番が遅くなるので休まないで、弟
はハーハー、フーフー言いながら運転をし、私は運転ができない
ので代わることもできず、横に乗っていてもえらい位でした。帰
りは急がなくても良いので2回3回と休みながら帰り、いつの日
か知らぬ間に休まずに家まで帰れるようによくしてもらいました。

　弟の車で便乗してもらっていたら便利が良かったのに汽車は大
義になり、Ａさんが毎日ご主人に送り迎えで通われていたので、
無理なお願いをして度々便乗させて頂き大変助けてもらいました。
いつも気持ちよくお連れにしてもらいこれも忘れることが出来ま
せん。

　先生は「痛みが取れてもまだまだ治っていない」と誰にでも言
われることですが、痛みが取れるとつい休んだり痛くて困ったと
きのことを忘れたり続けて通えません。弟はたまに通うくらいで
仕事を頑張っているようです。私も手術するまでに寺本先生を教

えてもらっていたら、Bさんのように早く治ったであろうと残念でなりません。

　ある日私は主人に、「こんな治療してもらっているんやで」と言って足を踏んだり腰を踏んだり、講習を受けた指圧代用機を使って背中を押したり、首を引っ張ったりしました。主人は痛いところはないのですが、「具合がいい、疲れが取れる」と言って毎晩してほしそうに夕飯後「さぁぼつぼつ治療をしてもらおうか」とうつ伏せになります。私も主人のおかげで治療に行けるのだから、少しでも楽な体で働いてもらいたいと先生のまねごとをして仕事に頑張ってもらっています。

　なんといっても健康は宝です。私たちは分家したばかりで、今の家で亡くなった者はないからといって仏壇を祀っていませんでした。年の勢もありますがある人から「あなたたちがあるのも先祖があって現在があるんで。仏壇をお祀りしな」と言われ、本家の長安寺に電話でお話をしました。そりゃいいことやと色々とお話を聞かされ、早速主人と仏具屋へ行き仏具一式を買いお祀りをし、長安寺さんと本家と私の里、娘一家に来てもらってお正念入りをしてもらって、それ以来おさ湯を忘れたことはありません。仏さまにはお願いではなく感謝をするものだと聞きました。これで心の安らぎができました。私の念願が叶い、寺本先生が福知山へ来られたと聞いた時、心の中で飛び上がるほど嬉しかったです。そのお陰で通うのが楽になり、時間に縛られず治療を受け、本当に有り難いことです。10月28日、助手さんが「今日は昨日より足が温いで」と言われ「はい、今日は順番が来るまで巻いたりほどいたり。それで温いのやろ」と足踏みをしてもらいました。あれだけ大勢の足踏みをしておられる助手さんが、私の足に対して

昨日と今日の違いを言われた時びっくりしました。

　長寿の秘訣は、歩く、動く、書く、笑うの４点だそうです。なかなかこんな日ばかりありませんが、一つでも心がけたいと思います。私の体も半身申し訳ばかりで、もとの体に戻るのは大変です。遠くからでも毎日通われておられる方もありますので頑張りたいと思っています。随分前のことですが、テレビを見ていたら、80歳を越した踊りの先生が、姿勢は良いしシャンとしておられるので、アナウンサーの方が「先生の健康の秘訣は何ですか」と尋ねられたら「私はお風呂上りに平手で体中を手の届く限りたたきます」と言っておられたのを聞きまして、何の道具もいらないし自分で出来る事だし、私もやってみようとその日から毎晩風呂上りはやっています。これも血液循環が良くなるということでした。

　もし足腰の痛いと言われる人を耳にされたら、手術はなるべくしないで自然良能の治療を受けられるよう教えてあげてほしい。私が手術をして失敗をしたのでこんなことを感じています。どうもありがとうございました。これからもよろしくお願い致します。

## Case 15　40年振りに帰郷して慣れない作業から腰を壊して

影山洋一郎（70歳）無職　京都府福知山市
1994（平成6）年3月26日発表
1993（平成5）年10月8日初診

　私は長い間和歌山県で勤めておりましたが、4年前家内と2人で40年ぶりに郷里へ引き揚げて来ました。家内は年を取ってからは交通や医療関係の不便な田舎よりも生活に便利で気候のいい和歌山で住みたい意向でしたが、長男でもありいつまでも空き家にしておくわけにもいかず家内を説得ししぶしぶ引き揚げてきました。

　しかし帰郷後は、次のような良いことがありました。

1．家庭菜園からとれる新鮮な野菜を豊富に取り入れた食生活で体調極めて良好な事。

2．長年の勤めから解放され、心にゆとりを持った規則正しいマイペースの生活がストレスの発生防止に役立っていること。

3．ワープロや園芸、書道の通信講座など新しい物への挑戦で脳の活性化に努められる事。

お陰で比較的恵まれた年金生活を送っていたのですが、昨年10月突然に坐骨神経痛が起き、一時はどうなる事かと案じられました。ところが幸い僅か十数回の施術でほとんど回復することが出来ましたので、拙文ですが感謝の気持ちを込めて発症から現

在までの経過を綴ってみたいと思います。

　9月末秋祭りの準備のため山腹にある神社の清掃作業があり、私達の班は勾配のきつい長い参道を受け持つことになりました。サラリーマン生活の長かった私には苦手な労働でしたが、若い人たちに負けまいと足をふんばりながらどうにか半日の作業を務めました。ところがそれから2〜3日して、いつものような足の張りとは様子が違うので変だなと思っていましたら、急に尻から大腿、膝、ふくらはぎの外側に一直線に激痛を感じ、キリもみというか、まるで電気が走るような猛烈な痛さで、しかもその痛みがやむ間がなく連続ですからたまったものではありません。

　病院での診断結果は坐骨神経痛とのことで、安静と湿布、鎮痛剤等の対処療法の処置はしてもらいましたが、一向に良くなる気配はありません。夜は眠れず布団の上で足をさすって朝まで堪えたり、トイレでは痛みで足が突っ張れず両手で壁を支え、痛い足を浮かしながら無様な格好の小用足しでした。教えてもらったニンニク灸、ハトムギ茶など手あたり次第やってみましたが好転の兆しはありません。たとえ効くとしてもそんなに早く効くものでないことは解っているつもりでも、焦る気持ちはどうしようもありません。弱り切っていたところで近所の人から寺本治療所を教えてもらい、藁をもつかむ思いで10月8日初めての治療を受けました。

　先生は足をそろえてみてすぐさま「左の腰に欠陥がありますね」と言われながら、一連の施術をされようとしましたが、私が痛みを訴えるため思うような施術が出来なかったように思います。後でわかったことですが、痛みは悪い方の反対に出るとのこと、そういえば宮掃除の坂道で左の腰をかばいながらふんばったのは右

足で、右足への負担が一気に障害となって出たという訳です。左腰の悪いのはずっと以前からで、机に向かう姿勢が悪く、いつも右寄りの姿勢をしていたため年とともに腰椎に狂いが来ていたのです。帰宅して早速ゴムバンドによる腰回しを始めましたが、これは案外やりやすく、なんだか気分が落ち着くように感じられました。祭りの行事も欠席し、温浴が良かろうかと思い養父温泉に出かけたまではよかったのですが、帰りの階段がなかなか上がれず、車の所まで休み休み這うようにしてたどり着く有様でした。

　3回目の施術で足の屈折の痛みがやや薄らぎ、5回目で全体の痛みがある程度和らぎ、強い痛みが膝の外側一か所だけに絞られ、施術の時の痛みも以前よりも堪えられ易くなりました。それから薄皮をはぐようにといいますか、日を追うごとに痛みが取れ発症から丁度2ヶ月目の12月2日、18回目の施術で80％程度の回復、先生からは「鋼鉄のような固い体が銅に近くなった」と有難いご託宣をいただきました。そして、12月末で90％以上の回復率、今年の1月からは月1～2回のリハビリ施術を受けています。

　友達の医者は「合併症を起こす症例があるから慎重を期するように」と忠告めいたことを言ってくれますが、骨盤調整は体の持つ回復力を正常に働かせるための手段で、理にかなったものだと思います。そして私が特に感心するのは、治療所に来られる人達のまなざしが真剣そのもので、整形外科等でよく見かける老人サロン的な雰囲気など微塵もないことです。病気を克服しようとする気力がありありと感じられます。

　今回坐骨神経痛になってみて痛感したのは、次のようなことです。

イ．決して無理をしない事。無理は疲労となり、疲労の蓄積は
　　過労となって癌などをも誘発する事。
ロ．体のバランスを考え、一方に偏らない事。
ハ．必ずしわ寄せがくる。弥次郎兵衛のバランシィング・トイ
　　を思い出す事。

　長期治療の人達の多い中で、わたしなどは急性で早期施術が良
かったのだと思いますが、油断は禁物で足腰を鍛えるため万歩計
を付け腰から動かす歩行を心がけています。これからも再発しな
いよう気長に通い、まだ固い銅の体がなんとか年並みのシルバー
の柔らかさになるように念じています。今後ともよろしくお願い
します。

## 第6章

変形性膝関節症編

## Case 16 手術はしてみたが

森嶋ひとみ（66歳）農家　京都府綾部市
1994（平成6）年5月28日発表
1993（平成5）年2月5日初診

毎日の農作業から変形性膝関節症といわれ手術を受けられた方の体験です。

　私は昭和3年生まれの66歳の女性です。大きな農家に嫁いで3人の子供に恵まれました。両親と主人と私とで酪農や煙草栽培などと専業農家で朝早くから夜遅くまでとても忙しい毎日でした。

　子供達も大きく成長し高校へ行くようになると、農業や酪農の収入では苦しくなり、思い切って昭和41年4月より勤めに出ました。でも日曜日には農作業や家の中の仕事が山積みしていて無理の連続でした。

　そのうち膝に水が溜まるようになりました。痛く辛い思いに耐えられず、度々足の水を取ったり、人に聞いては灸をしたり、鍼に行ったり、牽引もしました。いいと言われることは藁にもすがる思いで何でもしました。そして、昭和60年5月で会社を退職しました。その間、重い物を持ったり座り仕事が多く、また目も使い辞めるころには痛い所だらけのボロボロの体になっていました。

　昭和 54 年にはお姑さんが急に亡くなられ、また昭和 60 年 6 月よりお義父さんが寝たきりになられ、そのまま 9 月に亡くなられました。その間足や手が痛くても、忙しさのあまり病院や治療所にも行けず、正座もできないような足を引きずって看病したものでした。

　度重ね膝の水を取ったり鍼をしたりして足が変形してきていたので、病院で今のうちに手術をすればよくなると言われて、思い切って昭和 61 年 5 月に左足の骨の手術をして頂き 3 ヶ月くらいの入院でした。膝の変形は少なくなったのですが、平成 4 年 10 月ごろより以前にも増して足が疼き、腰も痛くなり、毎夜目が覚めて熟睡できない日が続きました。

　病院へ行きながらお灸をすえては気を紛らわしていましたが、段々とひどくなり食事の準備も大変になり、寝返りも衣類を引っ張らないと起きることも大儀でした。

　もうこのままでは生きている甲斐もないと思い悩んでいました。そんな時友人が義父の一回忌に来られて、「私はちょっと変わったところへ治療しに行っている」と言われたことを思い出して相談してみると、ゴムバンドを持って家に来て下さいました。そして、寺本先生のことを教えて下さり、「騙されたと思い診て頂いたらどう。そのままでは歩けんようにならんか、寝たきりにならへんか、怖いわ」と言われ直ぐ寺本先生を訪ねて行ったのが 2 月 5 日でした。先生は、「これは大変に重症やなぁ」と言われて、「毎日来られるだけ来て下さい」と言われ治療をしてもらう様になりました。

　主人に毎日、山家駅まで送ってもらい、福知山駅に着くとタクシーで通いました。30 年ほどかかって壊した身体は、動くこと

も出来なくなっていました。もう寺本先生に頼るしかありません
でした。2月の事です。寒い日が続きました。体中が痛くて痛く
て1ヶ月もすれば駅の構内を歩くことも出来なくなり、長男の嫁
に車に乗せてきてもらいずっと付いてきてもらいました。先生は
「峠はまだまだ先だ」といって「頑張るよう」励まして下さり、
治療して頂きました。また、治療所の皆様にとてもよくして頂き
ました。治療を一緒に受けておられるみんなにも優しく、頑張り
と励ましてくれたのも嬉しかったです。

　でも毎日痛くて痛くてどうすることも出来ず、帰って来ても1
時間くらい休まないと食事も喉を通りません。隣の家を訪ねるの
に杖をついても行くことが出来ませんでした。20個の卵すら持
てません。ニワトリの餌も、4、5日はやることが出来ませんで
した。後で聞くと子供たちは心配して「もう治療に行くの辞めた
方がいいのと違うか」と言っていました。また主人もぐったりし
て寝込んで食事もとれず痩せていってウンウンと唸っている私を
見て、とても不安がっていました。しかし、ありとあらゆる治療
をしても治らなかったこれまでの日々を思うと、私は神にもすが
るような思いでいました。

　3ヶ月が過ぎた頃自転車に乗れるほど回復しました。近所の人
たちがびっくりして「よかったな、よかったな」と声をかけて下
さいました。駅まで自転車で行き福知山からは歩いて治療所まで
行くようにしました。4ヶ月目からは家の方も歩いていくように
なりました。こうして良くなったことが、嬉しくて嬉しくて夢の
ように思います。先生にご縁があったこと、またお世話になって
ここまでして頂いたことなど、感謝の気持ちで一杯です。その
間、寺本治療所で働いておられる皆さんにとてもよくして頂きま

した。一緒に治療を受けているみなさんの温かい言葉も嬉しかったです。本当に皆さんありがとうございました。

　今はお友達と一緒に治療に通っています。毎日足のゴム巻きとペルビスター、腰回しを頑張っています。ヒップアップのゴムと足のゴム巻きは一日中身に着けています。

　今から思えば、あの痛さ辛さを忘れてはいけないと思います。もうこのまま寝たきりになるのかと、悲しい気持ちで一杯の毎日を送っていた事、夏の暑い日の朝方、冷たい風がそよいでも、手足がズキズキと痛んで目が覚め眠れなかった毎日、そんな日が嘘のようです。34年ほどかかって悪くなった体、直ぐには良くなりません。忙しい毎日ですが仕事は無理しないようにして、一回でも多く治療に通いお世話になりたいと思います。そして自分でもできることは努力していきたいと思います。本当にいつも先生の温かい治療や、みなさんには心から感謝しております。

　これから残り少ない人生、健康で楽しい毎日を送りたいと思います。隣近所の老人の方々が少しでも喜んでいただけるようにいろんなことをして努めたいなと思っています。

## Case 17

### 通勤途中の事故に遭って

小島華子（21歳）会社員　兵庫県豊岡市
1993（平成5）年6月26日発表
1992（平成4）年12月10日初診

通勤途中にひどいむち打ち症になってとことん困り果てていた時に、自ら自分を奮い立たせて治療所通い。苦労されただけに今は幸せで立派な3児のお母さんに!!

　私はバスで通勤していましたが、平成4年9月17日にいつもと同じようにバスに乗っていましたが、事故調査の時に運転手の話によると「1人目の高校生は追い越したが、2人目の女子高校生を追い越そうとして対向車線に入ったら車が来たので、速度を落とした時にその高校生が何を考えたのか横切ろうとしたため、やむをえず急ブレーキをした」と、言われていました。私は窓際で横を向いており、急ブレーキがあった時には前で何があったのかは全く分らず、窓側に倒れてしまいました。とっさに左手で前の座席をもって、おばちゃんに当たってはいけないと思い足で踏んばったのです。その後体の具合が少しおかしかったけれども会社に行ったのですが、いつもと違って仕事がまったくはかどらないのです。

　仕事が終わって自宅に帰ってから、今日バスで事故に遭いかけ

て体が少しおかしいと言ったら、父から「華子はバスの中でぼーとしてるから」と言われました。自分でも納得して一日が過ぎてしまいました。２日後の朝も、まだ体の方がおかしく、熱も少しあったのですが通勤しました。仕事をしていても体の方がおかしいなぁと思いながら、仕事を終えて自宅に帰ったとたんに横になっていました。頭の具合も少し変で「もうしんどい！」と家族に言ったら祖母から「そんなんだったら明日でも病院に行きなさい」と言われて、次の日に病院に行きました。

　病院では「むち打ちですね」と言われて、「でも骨には異常はありませんので安静にして下さい。薬を出しますので、それを飲んで下さい」と言われて、普段通りに仕事をして病院にも通っていました。そして、会社の方に相談をしたのです。「こんな時には、バス会社に行って保険手続きをしてもらわないと、後で後遺症が出たら大変だから」と言われて、３日後にバス会社に行きました。

　バス会社では「わかりました」と言われましたが、１日たった後に「第三者がいないと保険金は出せない」と言われました。あの時乗り合わせたのは知らない人ばかりです。でも、倒れた時にぶつかりかけた人が看護師さんだと思います」と言うと「それでは、こちらで手続きをしますので病院には毎日行って下さい。警察にも手続きをして保険の方はバス会社でみさせて頂きます」ということで全て心配は無くなりました。

　ところが、10月19日頃から会社を休んだり、遅刻をしたり、早退をするようになりました。その３日後の時にボールペンを持っても転がり、左手で支えて書いていたのですが、小指から３本の指が紫色に変わってしまい、力も入らない状態になりました。すぐに次長さんに言いに行くと「休んだ方がいい」と言われて、

休み始めました。また突然しびれを感じたり、病院に通っていてもしびれが治らないし、立ち眩みもするし、頭痛もするし本当に治るどころかひどくなる一方です。無理したせいか知りませんが、11月には麻痺してしまいました。もう仕事の復帰は諦めなければならないのかと考えるようになってしまったのですが、自分自身が事故を起こしたのなら退職しないといけないと思ったのですが、通勤途中に起きた事なのでと思って、でも…と思いながら退職するのはとても辛いし、今の部署の業務がとってもやり甲斐のある仕事と思っていたので、早く治って復帰をしたいと思い始めました。しかし、12月始めに足の方まで痺れがきて感覚が無くなり、車の運転もアクセルを踏む感覚がなく、とっさの時のブレーキも踏めないので左の足を乗せていたのですが、とても危ないと思い会社に行きお話をしたら「定期を出しますのでバスで病院に通って下さい」と言われてバスで通いだしました。病院までいくのに5分くらいのところが20分もかかるし足はカクンとなって片足を引きずり、力も入らずお爺さんにも追い越される程しか歩けず、もうこれで仕事の復帰は無理かも知れないと、また思い始めたのです。しかし、上司の方が「小島さん早く治して仕事してくれ、待ってるよ」と言われて「必ず治したい。皆ともう一度一緒に仕事がしたい」と思いました。こんな私なのにみんなが待ってくれているのです。「クビにはしないから机も置いとくから」と、励ましの言葉も掛けて下さるので、どうしても復帰がしたいと思い母に相談をしたのです。

　「私にも待ってくれる人がおられるから早く復帰がしたい。何処か良い所があったら早く治したい」と言ったら、母が勤めている会社でYさんに相談したのかわかりませんが「福知山に良い

先生が居られるから今度連れて行ってあげると言われたよ」と
言ってくれたのですが、祖母は「按摩さんの方が良い。福知山ま
で通う方が、もっとしんどくなると違う？」と言われました。色々
悩みましたが早く治したいので「１回でも良いから福知山に行っ
てみて、駄目だったらやめるわ」と言ってＹさんに12月10日
に連れて行って頂いたのですが、やはり不安でした。また、これ
以上悪くなったらと色々考えましたが、最初の感じが良かったの
で先生も患者さんの気持ちになってお話を聞いて体の奥まで治し
て下さるように思えたのです。それで、私はここなら通えると思
いました。それで先生は、最初に私を診られて「これは１ヶ月く
らい毎日通った方がいい」と言われ、私は心の中で「えー、毎日
福知山まで来るの、殆ど半日の仕事でＴ病院も行っていたら１日
仕事じゃないか。こんな体で耐えきれるのか」とても不安でした。
でも、早く復帰がしたいから毎日でもいい、早く治ってくれるな
らと思いながら先生には「はい」と言いました。

　バス会社に相談をしたら「体に合っていたら通ってください。
しかし領収書は必ずもらってください」と言われました。病院の
先生も「体に合っていたら通ってもいいよ。あまりひどいことは
してはいけないぞ！」と言われました。それで毎日行く決意をし
たのです。福知山駅から治療所まで12月14日から３月３日の間、
往復タクシーで通いました。

　先生に１月か２月頃から「もう歩いても大丈夫だろう。駅から
ここまで歩いて来なさい」と言われて私は歩かなかったのですが、
それは先生にはわかっていたみたいでした。私はこの体は先生が
治してくれるものだとばかり思っていたからです。それで治療中
に先生の口から「体を壊したのは自分自身だから自分自身で努力

するのです。私達はただ力を１／３のわずかな力を貸してあげるのです。それしかできないのです。後の２／３は自分自身の努力と力で治すのです」と言われた。でも私はそれを聞いてもタクシーを使っていたのです。

それから１ヶ月くらい経ってから、先生の言葉をもう一度思い出す元気が出てきて、３月４日から３月25日まで片道はタクシーを使って治療の後は歩いて駅まで帰るようにしました。最初の頃は35分かかっていたのですが、30分、29分、28分と１分ずつ縮まってきたのです。足にも体力が戻ってきたかもしれないと思っていたら、足のカクンとかは少し残っていますが、３月26日からずっと歩くようにしてもっと体力をつけるには何をしたらいいかと先生に尋ねました。「家に帰ってから歩くとか、走るとか、飛び跳ねるとかすればいい」と言われて、福知山にお昼に通ったらその時間が少ししか取れないから、朝に行ってお昼から夕方の時間を利用しようと思いました。

４月から私は早起きが出来ない体質なのに、５時45分に起きて福知山に行き午後４時ごろには自宅に帰って歩いたり、走ったりしています。５月頃からは縄跳びもしています。足ばかり体力をつけてもと思い、右手の方は復帰のためにワープロを少しずつでもいいので打ち込めるように努力をしていました。すると４月ごろ保険会社の方が福知山に行く回数を減らすよう努力して下さいと言われましたので、「待ってください！ここまで治ったのは寺本先生のおかげだと思っていますので、もう少し毎日行かせてください」とお願いしたのですが駄目でした。それで、上司や人事の方にも相談しますと、「そんなのほっとけばいい、完全に治す方が先決であるからそんなことは考えずに治療だけを考えなさ

い」と言われたので今は治療に専念しています。

　今ではむち打ち症は外傷がないために誰からも「何処が悪いのですか？顔の色もいいし」と言われるのが一番辛いことです。また上司の方々から、あと何ヶ月で会社に来れるのだと聞かれましたが、私は今でも行きたい気持ちですと答えました。しかし上司の方は、「あとからしんどくなったら一番自分自身が困るからとことん最後まで治してから復帰していいから。でも早く出てきてくれな！」と言われて嬉しい感じになりました。今は、早く治して今までの仕事の遅れを取り戻していきたいです。身体を治すことで私自身の心が大きくなったような気がします。福知山まで来た甲斐がありました。そして勉強にもなりました。最後になりましたが、先生を始め奥様、諸先生方には色々とご迷惑をおかけしましたが、ここまでの私を治して下さって有り難うございました。これからも宜しくお願い致します。

Case
**18**

# 当時の金融機関の激務に耐えきれず

松山美佐（24 歳）銀行員　兵庫県豊岡市
1993（平成 5）年 5 月 22 日発表
1991（平成 3）年 4 月 16 日初診

　私は金融機関に勤めていました。窓口を担当していて仕事内容は好きでしたが、普通の日でも来客数が多く事務量の多い店で五十日（ごとおび）と言って 5 や 10 のつく日は支払いなどで忙しく、トイレに行く暇もないほどで、もちろん昼食を取らない日も多くありました。

　残業をしない日などほとんどなく、朝 7 時ごろから水一滴も飲まず夜 9 時ごろに帰る日も度々で、帰って食事をしてもお腹の具合がおかしくなりお風呂に入って寝るだけで、疲れを取ることもなく朝が来るという生活でした。

　お弁当も初めは作って持って行っていましたが、食べずに持って帰る日が多くそれに食後も胸やけがするので食べたくなく、パンとジュースばかりになりました。食事も決められた時間取ったことがなく、噛むこともせず 5 分ほどで押し込んで終わりでした。いくら周りの人から、そんな生活をしていたら体を壊すから食事位ゆっくりしなさいと言われても、私には 1 分が惜しかったのです。小さいころから大きな病気をしたこともなく体のことなど考えてもみたことありませんでした。残業が多く続いて立っていることが出来ず、倒れかけることもよくありました。そんなこと

があっても、熱を出しても、どんな状態になっても1日も休みませんでした。

　3年前の春、左手の力が入りにくくなり近くの接骨院で診てもらうと手根管症候群と言われ、このまま仕事をしていると手が握れなくなると言われました。困って整形外科に行くと、レントゲンを撮られ、血液の循環が悪いようだからお風呂に入って肩から良く温まるようにと言われ、その通りにしてみると自然に治りました。

　その後、仕事をしていてもボーッとしてしまい現金を数えていて、今自分は何をしているのだろうと分らなくなってしまうことも、人と話していても目が痛くなり、何を言っておられるのか理解できず、頭が自分の思う様に働いてくれないので緊張と不安の連続でした。それに、椅子に座っても背中が痛くなり首から頭にかけビリビリと痺れることも度々ありました。1日を無事終わらせることで精一杯でした。そして、左手が痛くなった時からちょうど1年たったころ、今度は右手の親指が動かなくなり字を書いたりお札を数えたりすることが出来なくなり、領収印を押したり5枚複写の用紙に書く時など痛くて辛くて涙の出る思いでした。

　病院に行くと、腱鞘炎と診断され職業病だから仕方ない。手術をしたらすぐよくなるけど今一杯だから、こんな簡単な手術をしている暇はない。暇になったらまたしてあげる。今日のところは一時的だけど楽になると思うから、と注射をして下さいましたが、楽になるどころか痛くて痛くてたまらなくなりました。これからどうやって仕事をしていこうかと思っていた矢先、福知山にいい先生がいらっしゃるから診てもらったらと言われ、1回だけ診てもらうつもりで来させてもらいました。

　仕事のことが気になりましたので、先生の言われたことはよく覚えていませんが、「右手はそんなに悪くない。手の先まで血が通っていない。余り眠れていない。こんなに足が冷たい人は普通の人より長くかかる」など言われたように思います。初診の次の日会社の健康診断があり、尿検査で「蛋白がかなり下りていますが大丈夫ですか。どこかで診てもらっていますか」と保健婦さんが心配して慌てて私の所へ来られました。私は右手が動かなくても何とか仕事をするつもりでしたし、福知山まで通えるわけがないと思っていましたが、支店長さんが「仕事に出てきたらじっとしていられないだろうから、仕事のことは忘れて今たまっている有休をとってゆっくり休養しなさい」と言って下さいました。

　右手さえよくなればと思っていましたが、ほかの所は良くなったところもあったのですが一番治ってほしい右手が思う様にならず、もうこれ以上の迷惑は許されないと思い、３ヶ月後退職しました。

　４ヶ月くらいたったころ体が嘘のように楽になったことがありました。もう大丈夫かなと少し休むと背中が張って吐き気がするようになり、やっぱりまだ駄目だと治療に行くと先生に「誰がもう来んでもいいといった」と言われ、私みたいなもののことを心配して下さっているのに本当に申し訳ないなと思いました。

　勤めていたころ、ずーっと顔色が悪く口の下には吹き出物を出していました。先生に治療して頂いて顔色がだんだん良くなり今では人からどこが悪いのか聞かれるほどで、何か悪いことをしているような気になるのです。先生が一度、顔だけ残しておいたらよかったと言われましたが、できる事ならそうして欲しいと度々思いました。

　小さい頃から色黒なのが気になりました。普通の人は夏に日焼けしても冬には元に戻られるのに私は色が薄くなることがなく、父が黒いから仕方がないと思っていました。治療して頂いて血液の循環が良くなり人から比べれば、黒いですが少しずつ色が薄くなって私にとっては夢のように嬉しいことで、父も少し薄くなってすごく喜んでいます。

　お世話になって2年たちますが、先生に日替わりメニューだなといわれるほど、今日は吐き気、明日はどこといつも不調があり、その度にまだまだだめなのだと自分に言い聞かせています。今まで治療して頂いて良くなりかけては怠けるので、どこがどうよくなっているのかあまり自覚がありませんが、利尿回数も人並みになりましたし、字も書けるようになりました。先生が足から創れと言って下さいますが、少しずつでも積み重ねていきたいと思います。今から思えば、右手が直ぐに良くなっていたら体が治せなかったと気がつき、仕事を一生懸命やって体を壊してしまいましたが、先生のして下さる素晴らしい治療に会え、体のことを考える機会が頂けて本当に良かったと思います。先生をはじめ奥様、助手の皆さん、そして陰で支えて下さった方々、本当に有り難うございました。これから先もずっと宜しくお願いします。

## Case 19

### 虚弱体質の上に頚椎骨折まで重ね不安の毎日から

横川大介（24歳）無職　京都府福知山市
1990（平成2）年6月9日発表
1990（平成元）年3月5日初診

虚弱体質の上に酷い交通事故に遭い、頚椎の複雑骨折からその後遺症に悩まされ続け、近代医学の最先端を歩まれましたが、寝たきりにもなりました。骨盤調整を受け始めてから食事療法も取り入れ薄皮をはぐように少しづつ元気に立ち返られた試練を語っていただきました。

　私は幼いころから、耳鼻科に通ったり、扁桃腺の手術や足の骨折をしたりで、あまり健康な体ではなく虚弱体質でしたが、長期間日常生活において支障があったわけでもなく、健康についてそれほど注意するということはありませんでした。

　しかし5年ほど前の昭和59年12月、名古屋の大学に通っていた時、交通事故に遭いこれまでとは比較にならないほど健康について考える事になりました。余りに突然のことでしたので、私が気付いた時には外科のレントゲンは撮り終っており、診断は頚椎5番の脱臼骨折でした。痛みが少しあり首が腫れていましたが、外傷は特にありませんでした。

　首の骨折ならば体の半身が麻痺しているかもしれないと思い、手足を動かしたところ足はよく動いたのですが、手は力が入らず特に指先が麻痺していました。それからこれは病室に入ってから気づいたのですが、右半身の感覚に障害があり、これに退院して

からも後遺症として悩むことになるのですが、その時はとにかく手の麻痺のほうが心配でした。それからすぐに、あごに器具をひっかけての牽引を2日した後に今度は、頭の骨に2か所の小さな穴をあけて金属を差し込み、頭の骨自体を引っ張っての牽引が16日間続きました。痛みと首を引っ張っていることの苦しさと、毎日の点滴、抗生物質の投与、そして何より首を微動もできず、寝返りもできないことから、背中と頭の後ろに床ずれが出来たりしたので寝られず、食事も少なくなり、体は急速に衰弱していったのです。ベッドに寝たきりでしたので母がずっと夜も横に寝て看病してくれました。

　翌年1月5日に手術のため、名古屋市の病院に移動してこのときやっと牽引が終わり、そして私の首がどのような骨折の仕方をしているのかを、この時初めてレントゲン写真で見せてもらったのです。頚椎5番の脱臼骨折といっても、その骨折がどのような折れ方をしているのか全く分からなかったので、それを見た時は驚き、とにかく命があってよかったと思い、また実際にもっと重度の麻痺があっても不思議ではないという骨折の仕方でした。

　それは横から見るとジグザグのようになっており、頚椎5番が脱臼したことによりその下の6番が上から押しつぶされた形になっており、上下の椎間板がつぶれ、後の突起した部分は折れて、前方の部分は複雑骨折のようになり、その折れた破片が前にある器官に今にも突き刺さらんばかりに尖っていました。

　「このような骨折の割には麻痺の度合いは少ない方ですよ」と主治医の先生が言われたのですが、その時初めてそのことがわかり、その上首の構造や動き方を説明して頂いた時にはゾッとしました。その後に大きなプラスチック製のベストの形をした物を上

半身につけ、次に頭を四方から金属製の棒で固定して、頭につけた棒をベッドにつなげて固定することにより、完全に首が動かないように固定するといったコルセットを付けました。

　それを付けるときは大変で、はじめは苦しかったのですが、1週間たち痛みも治まり、慣れてくると逆につけていたほうが横を向いたりできるので大掛かりな割には付けていて窮屈とはあまり思いませんでした。その頃になると床ずれも治り、手の麻痺も少しずつ回復してきました。しかし、右半身の障害に変化はなく造影剤を入れての首のレントゲン診断の結果では、神経は圧迫されていなかったので今後6ヶ月以内に症状が好転しない場合には、その後も後遺症が残ると言われていました。もし神経の圧迫であれば、その圧迫を取り除けば回復する可能性はあるのですが、神経が事故の衝撃により神経自体が損傷を受けている場合、回復困難なのです。しかし手は回復しているのでそのまま順調にいくことを願うしかありませんでした。

　1月30日に手術が行われ、その内容は左骨盤の上部から小指大の小さな骨を摘出して、それを頚椎5〜7番の3つの前につけて固定し、後方の突起した2つの部分を針金で固定しました。したがって頚椎は7つあるのですが、5つになり動きが1/3くらいは制限されることになります。首の前後と骨盤の左の3ヶ所切ったため時間はかかり、また脊椎に関する手術は大切な神経があるため、成功したことで家族も皆ひとまず安心しました。

　1週間後に個室から相部屋に移り、傷もほぼ治ったころ、まだ寝返りをしただけで眩暈がしたのですが、ベッドから起き上がるためにコルセットを付けて起きるのですが、その準備としてベッドの角度を少しずつ上げて体を慣らす必要がありました。起きて

座ったときは今まで天井ばかり見ていたので世界が変わったようでした。約2ヶ月半寝たきりが続いたことにより、起きて立った時には想像以上にガリガリに痩せていて、筋肉は衰え、重いコルセットを体につけて立ったので余計に負担がかかりました。歩行器を使い少しずつ歩けるようになり、体力も少しはついてきた時からリハビリが始まり、食事も普通にできるようになると相部屋に入院している人たちと話をして、少しの間だけでも自分の体のことを忘れることができました。

　そのころになると手の麻痺は完全に回復していました。5月1日に退院することになり、その1週間前に首を完全に固定したコルセットを取り外し、首の周りに巻くだけのコルセットに付け替えることにより、4ヶ月ぶりに首を動かしたのですが、筋肉は委縮して硬くなり衰えていたのでほんのわずかしか動きませんでした。右半身の後遺症は変わりなくそのことが1番心配でした。この後遺症ですが自分でもどう説明していいか難しいのですが、自律神経の一種である交感神経の損傷であろうということでした。

　しかし正確には神経のことなので解らず、その症状から判断してとのことでした。症状は右半身の首から下の前側が熱いのです。しかし熱いという表現は適切ではないのですが、そうとしか表現の仕方がありません。また熱いと感じるだけではなく実際に右半身のほうが特に熱いときは手で触れても温度が少し高いのです。それと、熱いもの冷たいものが皮膚に触れても少ししか感知できません。この熱いのが1日中続き、肉体的に苦痛というよりはむしろ精神的な面で苦痛であり、長期間続いているため一層それが気になるのです。実際に皮膚の温度が高いことから考えて、血管が拡張したままの状態が続いているのか、血管の循環が良すぎる

のかわかりませんが、それを少しでも軽減する方法として冷やす
と変化があるため、家では服を脱いだり冷水を浴びたりその他い
ろいろ工夫をして我慢をしていました。

　やっとのことで退院し、後遺症と弱くなった首に対しての不安
があるものの、なんとか学校へは通える状態でしたので体のこと
は心配でしたが通い出しました。約３ヶ月してコルセットが必要
でなくなりその後通院も終わり、体の状態は入院当時とほぼ同じ
でしたが、11 月ごろから首と左の腕と肩の後ろ側が痛くなりだ
し、治ったり再発したりと長期間悩ませられることになり、熱い
のも少しですが増しているようでした。昭和 61 年３月に原因不
明の発熱があったことを境に、その後は微熱が度々あっては治る
まで寝ているといった日が続き、整形外科や内科の病院に行って
は薬をもらうといったことを繰り返していました。

　その様な症状が長く続いていた時、昭和 62 年８月に骨盤調整
のことを知り名古屋の治療所が近くにあるとのことでしたので、
さっそく予約をして診察して頂くことになり、その時の症状とし
て後遺症のほかに微熱があり体はだるく、慢性的な疲労や首のこ
りなど様々でした。診断の結果は、仙腸関節が狂い骨盤の歪みが
全身の骨格に波及しており、そのために様々な症状が出ており自
律神経も正常に働いておらず、長期間かけて悪くなっているため
治療には時間がかかるとのことでした。調整後の体の変化した状
態を詳しく説明して下さり、今までは諦めるしかないと思ってい
たのですが治る可能性があるかもしれないと思い、それからは治
りたい一心でバラコン運動を毎日していると、猫背気味の背中が
普通になったりしてその変化に驚いていました。しかし約１ヶ月
経過したころ、右半身の後遺症が以前よりも熱くなりだし、特に

背中側も熱くなりだしたことで不安でしたが続けていました。それが一層熱くなり体を冷やすことで軽減していたのですがそれ以上になり、続けなければよくはならないし、後遺症に苦しむことになるなど迷っていたのですが、それにしても後遺症は事故以来ほぼ３年間続き症状は固定化していたので、治る可能性は自分でも少ないと思っていたので、極端に我慢できない熱いのが続くことは大変な苦しみでした。それが続いたことで眠りも極端に浅くなり、精神的なことに影響し躁鬱状態といった精神的な病気になりこれ以上続けても治療が順調に進むことは考えられないと思い一時中断することにしました。

　それから約２ヶ月後、以前の血行が悪い状態になったためか、その他のためか分かりませんが熱いのが軽減してきました。少しでも軽減する方法を考え実行していたのですが、少ししか効果はなく、そんな時に食生活の改善のことを知り、このことが後に振り返ってみて後遺症に対して軽減することとなったようです。当時は外食が多く肉食中心の食生活であったり、インスタント食品や清涼飲料水を毎日のように摂ったり、食品添加物の多く入った食物を知らずに好んで食べていました。この様な食事を続けていたのでイライラしやすかったり、刺激に対し敏感になり過ぎたり、その他体調に関しても、後遺症にとっても、それを一層悪い状態にしていたように思われます。

　なにげなく口にしている毎日の食事が本来の自然食とは大きく違っており、長く続けていたため血液が濁り、酸化して体質も悪化していたと思います。そして食物には陽性と陰性があり、それらをバランスよく摂ること、また後遺症に対し食物において陰、陽を工夫して食事する事により軽減する事が出来ました。学校も

卒業して、京都に帰り、それからはなるたけ自然な食物を摂り、自然と菜食主義のような食生活になっていきました。次々に出て来る悪い所は骨格の狂いを治さなければ、やはり治らないという事を痛感しました。それだけ病気に直結していると思われたのです。骨盤調整の治療所が意外と近くの福知山にある事を月刊誌で知っていたので平成元年３月５日に治療に行きました。以前に治療した事があるといっても、期間も短くその間が１年近くもあったので体の方は初めてと言っても良いぐらいで、症状も慢性的な疲労や体のだるさや体のいたる所のこりなど様々でした。

　寺本先生に診察して頂いたところ「自律神経失調であり、その上事故に遭った事による衝撃と手術による骨盤の狂いがあり２重３重と体を悪くしているので、とにかく今は最悪の状態なので、それから１日も早く抜け出すように頑張って下さい」と言われました。特に左の骨盤から骨を取る手術の時に筋肉を切ったりしているので、それも骨盤の狂う原因となっており、また骨格に関しては事故以前から狂っており、自律神経失調も前からで、その事が事故を大きくし回復にも関係しているのだそうです。

　治療が進むにしたがって徐々に自分の体がどれほど筋萎縮して硬直しているのか自律神経失調で分らなかったので、大腿をマッサージして頂いた時には痛くて情けないぐらいでした。治療中に先生がいろいろ体の事について説明して下さり、後遺症や首の事など考えると、どうしても悲観的になり不安になってしまい神経質になっていたところ「基作くりが大切です。とにかく足腰だけの事を考えなさい」と言われ、そのように足腰だけの事を考えて歩いたり、坂道を登ったりして足腰を鍛える事に専念しました。最初は首の調節が出来ず、今でも手術をしているため頚椎の上の

方しか調整は出来ません。しかし調節がすべて出来なくても、足腰を正常にする事により、その上の首は自然と良くなり、足腰の大切さを感じました。今でも、神経質に首の事ばかり考えないで足腰の事を考えるようにしています。体の症状は神経が回復して来たのか、体のだるさは増して、背中が痛いほどこってきたり、黄疸気味になったりで、今までの悪い所が徐々に出て来るという感じでした。バラコン運動や柔軟体操をして体が柔らかくなるにつれて、体のどの筋肉が萎縮しているか骨格の狂い方が自分でも分かるようになり、そして体が柔らかくなる度合に比例しているかのように体は楽になりだしました。

　問題の後遺症なのですが、時々熱い日が続く事がありました。しかし、熱くなった時は少し陰性の食物を多く摂るとか、その他に工夫する事により軽減し、何よりもこれまで1年半以上も菜食を続けてきたためか、前とは不思議と精神的な状態も、熱くてそれを感じる度合いが大分違ってきました。自律神経が少し正常になり、味覚で体に必要な食物を選択したり意識的にも食生活に気を配ったりする事と、骨格の狂いが治る事、また5年以上も続いているため多少は熱い事に対しての慣れもあり、極端に熱いのを感じたり、軽減されたのではないかと思います。

　試行錯誤を繰り返しながらも、振り返ってみると、もうこれ以上良くならないだろうと思っていた時期が長かったのですが、何とか今は少し仕事が出来る体に回復して、自信も付き希望を持つ事が出来て、骨盤調整に出逢えてよかったと思います。自分で病気を克服しようと苦しみと戦いながら積極的に治療をしている人々、そして治療所の待合室の明るく楽しい雰囲気は、私にとって励ましでありました。先生、そして治療所の方々の支えがあっ

てこそ、ここまでこられたのだと思い心から感謝いたします。これからも身体作りに頑張って行きたいと思います。

## Case 20 脳内出血の後遺症に悩まされて

福本恵美子（76歳）無職　京都府綾部市
2010（平成22）年8月11日初診

福本さんはもともと強い意志と体力の持ち主で、登山や卓球・絵画などをしておられ、自分では元気そのものと思っておられたと思います。脳の血管障害が起きるのは肩や首こりが常にあり、長期に慣らされるといつかは肩こりも感じなくなる自律神経失調になります。肩や首こりは大事な信号ですが、教えてくれなければ元々お元気ですから無理を重ねていきます。頭部や肩、首の循環不足から疲労回復が低下すると究極には脳の血管障害を招きます。ある同好会で発症するまでの経過を綴られたものです。要はこれから自律神経の復活までが勝負です。

　私は平成22年の4月21日、脳内出血になりました。突然の出来事でとてもびっくりでした。その節は病院に来て頂いたり、お手紙をもらったり、心から有難く嬉しく思いました。本当にありがとうございました。左半身にはまだまだ後遺症が残っておりますが、自立した生活を送ることができています。これも皆様はじめ色々な方の祈りと支えによる賜物だと感謝しております。

　病気になるまでの私は年の割には元気で若いなぁといってもらい有頂天になっていたように思いますし、自分は健康だと過信していました。病気の前兆といえば時々不整脈がありましたが、お

医者さんに診てもらってもこんなものは大丈夫だと言われており
ました。

　40代のころより血圧は高いほうでした。職場の健康診断でひっ
かかって病院で降圧剤をもらってずーっと同じ薬を病気になるま
で飲んでいました。月に1度は必ず薬をもらいに行き血圧もは
かってもらっていました。「ちょっと高いめやなぁ」と言われな
がら先生も「これでよいやろ」と同じ薬を下さっていました。私
もこの薬を飲んでいることで妙な安心感があり病気になるとは
思っていませんでした。どんな病気でもそうだと思うのですが、
遺伝的な要素は必ずあると思います。私の母も46歳の時私と同
じ病気になり亡くなっています。母が亡くなった年の46歳になっ
たとき母の年齢を越えたという安心感があり病気にはならないと
いう変な思い込みがあったように思います。いつも病気のことば
かり考える事はありませんが、病気に対する恐怖も持っていたほ
うが良いと思います。

　私は兄と妹があります。兄も妹も血圧は高いほうだと思うので
すが気を付けた食生活をしているようで元気に暮らしてくれてい
ます。妹がいつも「塩分を控えた食事にしなよ」と言ってくれて
いました。注意してもらったときは塩気の少ないおかずを作って
気を付けた生活をするのです。その時は成る程血圧は正常値で
した。主治医の先生にも「上等、優等生」と言ってもらい喜んで
いましたが、そのうちにまた濃くなってしまい、それに比例して
血圧が高くなっていったようです。

　味付けは濃い方がおいしいと思っていましたが、そうではなく
て習慣であるということがよく分かりました。現在はまた再発し
たらいやだと思っていますので、できるだけ意識して塩分を控え

ています。例えば味噌汁うどんラーメンの汁は飲まない、佃煮漬物は食べない。生野菜には何もかけないで野菜の味で食べる、煮物は麺とつゆを少なめにして味付けするなどです。毎日忠実に守る訳ではありません。時には外食もしますし、２日間に 12 g 以上の塩分をとらないよう気を付けています。主人には申し訳ないのですが私の味付けで食べてもらっています。主人は私が入院した時それまで食事作りをしたことがなかったので３か月間本当に大変だったと言っておりました。ですから少々味が薄くても作ってもらって食べることは有難いと言ってます。退院してから一度も食事のことを手伝ってもらったことはありません。それは主人が作りたくない気持ちと、私にさせておけばリハビリになると思っているのだと良い方に解釈するより仕方ありません。毎日３食作らなければなりません。それが私の毎日の仕事です。

　病気になった当時の話をさせてもらいます。朝から何かと忙しくて慌ててデイサービスの仕事に行きました。今思うとこの日の血圧は 180mmhg 以上あったかもしれません。この当時、水曜日の午前中だけ、デイサービスの入浴の衣類の着替えの仕事をしていました。大きな男の人が立て続けに入浴されますので着替えの際車椅子から立ち上がることができない方を持ち上げたり、立ってもらったり力任せの仕事をしていました。そのあと H さんという方の着替えの手伝いをしている時でした。自分の足あたりに異常な感触を覚え生まれて初めての状態に直感的に頭の異常だと思ったのです。この時の血圧は 200mmhg を超えていたかもしれません。デイサービスには必ず看護師さんが働いておられるので看護師さんに SOS を出しました。「頭の病気だと思います。救急車を呼んで下さい」と言ったと思います。その間、特に体に異常

はなく続けて仕事をやり続けることが出来ていました。「特に変わりないから大丈夫なのかな、もし大丈夫だったら病院で謝るしかないな」と密かに思いました。10分か20分して救急車の音がしました。ホッとすると同時に「嘘かな、どうなのかな」と思っていました。救急車の方が「どなたが患者さんですか」と聞かれ、「私です」と答えました。「救急車まで歩いてもらえますか」と言われ私は「はい」と答えてスタスタと歩いていましたが、途中足がカクンと折れてそのまま意識が薄らいでいきました。

　ここからは、主人が私に言ってくれたことなのですが、夜12時過ぎになっても私が帰ってこないので何かあったのかと思っていたようです。その時デイサービスから電話がかかってきて「奥さんが倒れて綾部の病院に救急搬送されましたから病院に行って下さい」ということでした。慌てて病院に行ったそうです。

　そこで大ショックな事を告げられたようです。「ここの病院では手の施しようがないから取り敢えずM医療センターに搬送します。血管の切れたところは視床下部の近くで手術のできないところです。死に至るか、よくなっても水頭症になり寝たきりになるかも知れません。覚悟していて下さい」と言われ主人は愕然となってガタガタと体の震えが止まらなかったと言っていました。子供たちに電話したそうですが、長男は「お父さんの電話は何を言っているのかよく分らなかった」と言っていましたからそれはそうだと思います。とりあえずM医療センターの集中治療室に入って点滴治療をして頂きました。脳出血した場合、発症から6時間以内に治療ができると良くなる可能性があると言われています。お蔭様で6時間以内に治療ができて今こうしてお世話させて頂くことができています。集中治療室には1週間ほど入れても

118

らっていたようですが、よく覚えていません。この間に出血とか水頭症になる水を私自身の体が全部吸収してくれて回復してくれました。

　最初の診断は「左半身不随、左半身感覚麻痺」というものでした。初めは自分の左手がどこにあるのか解らなく探しまくっていましたから相当ひどいものでした。もちろん左足は棒のように動きませんから車いすに乗せてもらってトイレの介助もお世話になりました。この時はせめて家に帰ったら自分でトイレに行かなければと焦ったものでした。体の右のほうは正常に動きますので立つとき等は勢いが良すぎて看護師さんによく叱られました。M医療センターで1か月入院させてもらったのですが、リハビリの先生が「発症以後1か月の間に歩く基礎を作らなあかん」と言って下さって必死でリハビリして頂きました。リハビリは半年が勝負だそうでその間に頑張らないと動くことが出来ないそうです。杖を突いて1、2、1、2と声を出しながら歩く練習をしました。少し歩けるようになると先生は私のTシャツの裾を引っ張るように走るような速度で訓練して下さいました。その後肩こりがひどくなって寺本治療所に通うようになり、疲れも知らない自律神経失調症から招いた脳内出血であったことを教えられました。3年間通いましたが麻痺は一向に変わりませんでしたが、先生の人柄に励まされ通っていると気持ちはとても楽になったことを覚えています。経済的な事情もあって続けられませんでしたがその時の治療やリハビリが今生きているのだと思っています。

### Case 21

# 鼻つまりで夜中に死んでしまうのでは

大山良樹（6歳）　京都府与謝野町　お母さんが代わって発表
1992（平成4）年5月9日発表
1993（平成5）年初診

入学前の鼻詰まりのお子さんに何とか元気になったほしいとあちこち連れて行きましたが、助かりましたとお母さん。

　私の長男の体調をとてもよくして頂き有難うございました。いつの頃からか、テレビを見ている子供を見るといつも少し口が開いている事に気付き人に尋ねると「もしかして鼻の具合が悪いのでは」と聞かされました。診察を受けたところ「蓄膿症」と診断されレントゲンを見せて頂いたところ片方は膿がたまりきったという状態になっていました。通院、薬を続けてもあまり変化が見られず昨年からは、起きていると本人は口で調節をしているので気にならないのですが、夜床に就くと鼻がつまり息が出来ない状態になるのです。真上を向いて寝ることは全くできません。簡単にいうと私達が風邪をひいた時鼻がつまり口で息をして寝苦しい状態の時のようです。いえそれ以上のようでした。この状態がこの子は毎日なのです。かわいそう、夜中に死んでしまうのでは…！

　手に取るように空気を取り入れられていないのが分かりました。大きないびきとも何ともいえない音がするのです。体を斜め下向きにしてやると少しの間楽に息ができる様子でした。丹後の病院、京都の病院、但馬の病院と人が良いと言われる病院に変えて通院

し様子を見ていましたが変化が見られず、そのうち夜、寝苦しさの為ダブルの布団の上を動きまわりシーツは毎日くしゃくしゃの状態が続きました。熟睡できていない為か朝食をとらない、お茶漬けで少し簡単に済ませるようになりました。その頃主人の姉が寺本先生の所へ腰を直す為に毎日通院中で調子が良くなったとのことでしたから、藁をもすがる気持ちでお姉さんに尋ねてもらい診ていただけるようになりました。毎日通院して3日目の夜に変化がありました。死んでるのではと疑うほどに静かに眠っているのです。息ができているのです。私は嬉しくて嬉しくて眠っている子供に「良かったね。ヨッチャン眠れるねえ」と声を出して言ってました。完全に良くなったわけでもないのにこんなに嬉しいのは、今までどこへ行っても変化がみられなかったのに、変化があっていい方へ進んでいるという実感がとても嬉しかったのです。

　初診の時「あと3ヶ月余りで小学校に入ります。できればその時までに治してやりたい」と先生に頼みました。その入学がもう目前です。通い始めの時とは全くちがった静かな眠りです。たまには、あれ…？と思う時がありますが前ほど息苦しい感じが長く続く事はありません。

　先日、身体検査があって少し肥満ぎみだったうちの子に保母さんが「ヨッチャンやせたねえ」と言ってくれたそうです。私もそう思っていました。食事は良く眠れるようになった為か朝からきちっと食べてるのにスマートになったように思います。足も直立状態の時膝上はきちっとくっついているのに、X脚になって膝下は少しオーバーな表現ですが肩幅近く開いていました。それが今では、真直ぐに膝下もくっ付いています。

　1年生になる日が目前。少しでも人と同じ出発点から勉強に身

を入れて頑張って欲しい。その為には鼻の具合が悪くては気が散ってせっかくの今の自分の力を出せない。鼻で息をするのがあたりまえ、それができなかった。どちらかと言えば口で息をするのがあたりまえだった何年か、今では鼻で息をする事があたりまえになり友達と同じ出発点から頑張らせてやれそうです。先生どうも有難うございました。

# 患者による治療所レポート

寺本治療所の治療方法及び骨盤装具、腰痛体操について述べる。

①腰椎脊柱管狭窄症の直接治療法として、うつ伏せになった患者
　のお尻に先生が両手をあて、全体重を乗せた時に、患者が両足
　を閉じたり開いたりする。さらにその状態で患者がお尻を大き
　く垂直に上げたり下ろしたりして骨盤の屈伸運動をする。次に
　その状態で患者がトカゲの歩き方のように腰をくねらす運動を
　する。腰椎内部の神経に直接影響することが感じられる治療で
　ある。

②足への血行不良を緩和するためにまず鼠径部（太ももの付け根）
　を伸ばす治療がある。それは、うつ伏せになった患者の腰部に
　先生が、かかとを押し当て患者の足首を持ち、天井に向かって
　渾身の力で引っ張り上げるという治療法である。そのかかとを
　押し当てる位置や、足を引っ張りあげる角度は様々である。

③足首から足の指の間にかけて４ｍほどもあるゴムのチューブを
　巻き付けて、足の指の側面の血管に圧力をかけ、うつ伏せになっ
　た患者の足の裏、ふくらはぎから太ももにかけての外側を、先
　生が杖をつきながら両足で踏まれ、最後に腰椎の５番と骨盤の
　間につま先立ちをされる。先生の体重がつま先に集中し、患者
　のそこに突き刺さるという治療法である。患者の足全体の血行
　を促進して神経の硬直を緩和する治療である。

④寺本先生考案の骨盤装具

　㋐骨盤装具
　　左右に丸い突起のある装具で幅も調整ができるようになって

いる。仰向けになった腰の下に入れ、患部を刺激し治療する装具である。腰や座骨の両サイドから体の中央に向かって使用する腰痛治療の基本的な装具である。

#### ㋑ペルビック

　Ｖ字型の左右にとがったするどい突起のある装具である。仰向けになり、腰の中心のかたい骨の狭いすき間にあてる。そこは、細かい貝柱のような靭帯が並んでいて、その硬直をペルビックによって軟らげる働きをする。

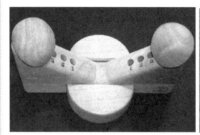

写真 1-8-1　骨盤装具

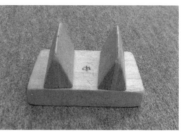

写真 1-8-2　ペルビック

#### ㋒粗面ほぐし

　正方形の板の上に固定された 10 センチ程の先の丸い棒だけの装具である。仰向けになった姿勢で体を横に傾け、腰とお尻の中間側面にあてる。その部位を粗面といい上半身と下半身のバランスをとる中間点で、坐骨神経痛によく似た心地よい痛みを感じる。

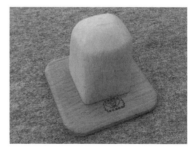

写真 1-8-3　粗面ほぐし

⑤腰痛体操（起床時）とウォーキング

㋐うつ伏せで片膝屈して胸にあて、反対の足は真直ぐに延ばす。これを左右交互にやる。

㋑仰向けで膝を屈して片方の足を内側に倒し、反対の足で膝を押さえる「膝の折りたたみ体操」をする。p.191 の写真㉕参照。

㋒正座して仰向けに後転し、上体を反らす「真向法体操」をする。p.188 の写真⑩参照。

㋓ウォーキング早歩き（夕方 2km、約 30 分間）をする。下半身への血行促進と坂道がアキレス腱を伸ばす運動として狭窄症に有効となる。

# 第2部

現代医学の盲点・骨盤の粗面と仙腸関節

# 第1章 ▶ 直立したヒトの メリットとデメリット

　わたしたち生物は、水と空気と緑に包まれた大地の上に、一定の重力や気圧、気温、湿度、磁気、それに宇宙線や太陽エネルギーなど、さまざまな自然界の影響を受けながら生きてきた。それに光り輝く太陽を中心とした超高速回転する宇宙や地球環境に順応して生かされながら進化してきた。地球の変化や環境に適合しない生物はこれまで全て滅んできている。とりわけヒトが進歩できたのは、手を使い頭脳を働かせ長い協力共同と苦難を乗り越えて自然に適合しながら生活を築いてきた。しかも火を使い、鉄を組み立て、電気や電波を駆使して原子の火まで灯すなど、重力から解放された頭脳はおおいにその能力を発揮し思考力、技術力、教養を養い文化、芸術性などを高揚させ、300万〜500万年ともいわれる人類有史を経ながら、現代のようなコンピューターやスマホなどとんでもない素晴らしい機器を開発し、底の知れない宇宙開発まで飛躍した文明を築き上げてきた。人類の進歩は果てしなく究極に向かって進んでいる。

　このように夢のような進化の中でもその基礎になるのは二本足できちんと直立姿勢が保たれることであり、骨盤で上体と頭脳を支える能力なしに直立動作は考えられない（図2-1-1）。

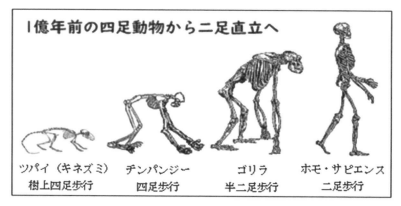

図 2-1-1　二足歩行への進化過程

出典：A.S. ローマー、T.S. パーソンズ著 平光厲司訳『脊椎動物のからだ その比較解剖学』
　　　法政大学出版局、1983 年、p.158
　　　ロバート・サページ著、マイケル・ロング図 瀬戸口烈司訳『図説 哺乳類の進化』
　　　テラハウス、1991 年、p.237 より筆者作成。

# 1-1　ヒトが直立したメリット

⑴移動手段を下肢のみに委ね、上肢を自由に開放した結果、頭脳
　の驚異的な進化を成しとげた。
⑵骨盤を強固に発達させ脊柱を垂直方向に変革し、椎間板を厚く
　発達させ重力に耐えうる高等な直立姿勢を完成。
⑶身体の中央にある骨盤を基盤にして身体重心を骨盤内に保持し
　姿勢、動作のバランスを保ち安定させ上肢・下肢の分業。
⑷運動軸となる骨盤の「粗面」を焦点にして仙腸関節を駆動し、
　複雑な円運動と楕円運動を展開して身体運動の基盤を形成。
⑸動きの少ない骨盤に消化器、栄養吸収、排泄、生殖器など大切な
　臓器を保護し、生命の発生と胎児を育成し生命維持機能を保障。

⑹柔軟で強固な骨盤形成により運動や労働を支え、生涯に亘り生命躍動の源泉。

⑺発達した頭脳を最上端に乗せ文化・芸術を高め、身体運動の力学的な自由度を増強。

⑻最上端の頭蓋は嗅覚・視覚・聴覚・味覚・触覚などバランスよい五感の発達。

# 1-2 直立によって生じたデメリット

⑴直立姿勢は地球の重力方向に作用し脊柱や骨盤、下肢、循環系に大きな負担（老化は骨盤から始まり、腰痛、脊柱彎曲、冷え症、下肢や肛門の静脈瘤）。

⑵立位、座位により上体重力と下方からの抗力が骨盤後部（粗面）で衝突し、ストレス早期集積（骨盤にストレス蓄積し臀部痛、腰痛の始まり）。

⑶重心は加齢によって上昇し、直立姿勢の不安定の増強（脊柱や椎骨変位、椎間板障害、下肢など抗重力筋に負担増）。

⑷臓器下垂の招来など臓器疾患、泌尿生殖器疾患、便秘などを招く（休息、睡眠、休養、安静などで克服）。

⑸二本の下肢のみにかかる負担は大きく安定保持に支障（股関節、膝関節、足首、足底負担と循環不良の発生）。

⑹下半身の筋肉・循環器系の支障が上体を緊張させ、全身の柔軟性低下（心臓には多大な負担をかける）。

⑺重い頭蓋を受ける環椎後頭関節の周辺は脈管も含め、トラブル

好発部位（視力低下など感覚器系に支障）。

⑻発達した頭脳も上手く使わないとバランスを崩し、脳の部分的
　機能障害の増加（思考力低下・脳血管障害・認知痴呆症など）。

　このようにヒトが直立姿勢をとったことにより不自由でしか
も不利になったデメリットがある。水平方向の脊柱を垂直方向に
90度変換し、脊柱が体の中心より後方に移行したため、常に後
方から引っ張らないとバランスが取れないため、骨盤（臀部）と
腰部さらに下肢後面ならびに後頚部には常に一定の負担をかける
ことになった。体重をかけて傾きを起こすヨットのハイクアウト
と同じで順風満帆の時の負担は少ないが、傾きを立て直し逆風の
中を進行する時は、数十倍の引っ張る背筋力が必要になる（図
2-1-2、図2-1-3 参照）。ヒトの場合その起点は、上半身の重力
と下半身から支える抗力がぶつかり合う左右一対の「骨盤粗面」
でないかと考えられる。そこは身体運動における骨盤の運動中心
軸であり、楕円運動の焦点ともなって共に骨盤運動の駆動点とし
て作用しているため、ここで踏ん張らないとバランスがとれない。

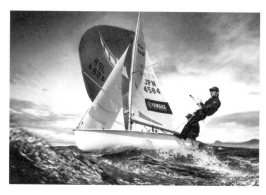

図2-1-2　ヨットのハイクアウト　　出典：ヤマハ発動機

※ ○印3カ所は、負担部。
　下肢も抗重力筋で垂直下肢を
　保持させている。

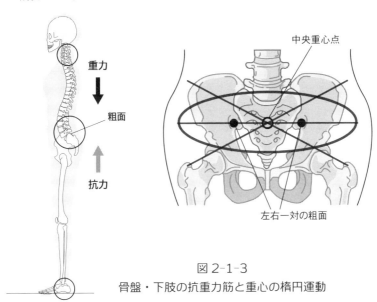

重力

粗面

抗力

中央重心点

左右一対の粗面

図 2-1-3

骨盤・下肢の抗重力筋と重心の楕円運動

## 1-3　「骨盤粗面」と「仙腸関節」についての歴史

　ここで主な文献について、歴史を追って紹介する。

　紀元前460年頃～紀元前370年頃、古代ギリシャ時代に聖医ヒポクラテスが病気を治す力を「自然治癒力」と提唱し、出産時の骨盤の役割や物理的療法を伝承する。

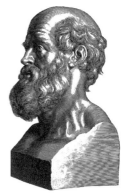

図 2-1-4

ヒポクラテス

1564 年　ベルギーの解剖学者ヴェ
　　サリウスが現代人体解剖を創始。
1628 年　イングランドの医師で
　　解剖学者のハーヴェイが血液循
　　環説発表。
1753 年　アルビヌス、W. ハン
　　ターらによって仙腸関節は滑膜
　　をもった正式の関節であると
　　解剖文献に初めて掲載された
　　と F.W. リンチの 1920 年の論文
　　にて言及あり（『月刊自然良能』

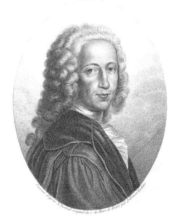

図 2-1-5　アルビヌス

1985 年 4 月号）。さらにアルビヌスは仙腸関節の背部にある一
対の陥凹（粗面）は、仙腸関節の回転軸を表していると推察し
た（セリグマン 1935 年、ベイクラント 1981 年）。

1851 年　ザグラスは粗面に神経・血管に富んだ骨間仙腸靭帯が
　　あるとして軸性靭帯と記載した。

1854 年　ダンキャンはザグラスと共に仙腸関節の動きについて
　　初めて報告。

1894 年　ファラブーフは仙骨の傾斜は軸性の骨間仙腸靭帯を中
　　心に仙骨のうなずきと起き上がり運動をする古典的理論。

1981 年　カナダのボーエンとキャシデイは粗面結節を駆動点と
　　して仙腸関節を弧状に動かし「解剖学的中心」の可能性を示唆
　　（図 2-1-6 参照）（『月刊自然良能』1985 年 5 月号）。

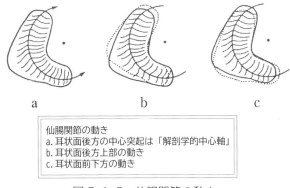

a　　　　　　b　　　　　　c

> 仙腸関節の動き
> a. 耳状面後方の中心突起は「解剖学的中心軸」
> b. 耳状面後方上部の動き
> c. 耳状面前下方の動き

図 2-1-6　仙腸関節の動き

出　典：V.BOWEN and CASSIDY. (1981).*Macroscopic and Microscopic Anatomy of the Sacroiliac Joint from Embryonic Life Until the Eighth Decade, SPINE.* vol.6, no.6, p.627. より筆者作成。

1952 年　メンネルは粗面の機能について仙腸関節を駆動する回転中心と仮説。（後出の図 2-2-22 参照）。

1972 年　浪越徳治郎は「浪越圧点」を記載し上殿神経の刺激により下腹部腰部・仙骨部・下肢に関連する痛みを治療（粗面に近い）。

1984 年　ベイクラントは粗面の構造を分析し仙腸関節の回転軸を示唆（図 2-3-6 参照）。（『月刊自然良能』1985 年 8 月号）。

1986 年　カパンディは骨盤構造の中で仙骨粗面は体重伝達の通過点であるとした（後出の図 2-2-1 参照）。

1990 年　ミッチェルは粗面内の骨間仙腸靭帯を解剖して、仙腸関節の運動モデルにはこの骨間仙腸靭帯の存在が含まれる必要があることを示唆（後出の図 2-2-9 参照）。

その後仙腸関節や粗面の構造や機能について追究された文献があまり見当たらないのが不可解である。

# 1-4 不利な点を克服して生涯かけて創っていく

　人生百年時代を迎えた今日、欧州の石作りの家や日本の古民家、城、三重塔、五重塔などの造作と同じで、基盤と骨組がしっかりしていれば数百年でも使える。化石で残る遺骨などは何千年でも残って今尚私たちに教えてくれている。

## （１）静止した建造物の免振構造

　紀元前 2700 ～ 2500 年前に建造されたピラミッドは大きなもので高さ 130 ｍもある四角錐の安定した石造りで王の墓地である。これほど安定した基盤の上に建てられた建造物は他にないが、日本でも約 1500 年前に奈良や京都に素晴らしい構造の五重塔が建立された。当時は地下に杭を打たなくても基礎石から数 cm 浮かせた太い中心柱を建立し、周りに４本柱で支えるだけで、屋根や構造物の重さとゆとりでバランスをとり、強い地震や台風に揺れながらも今日まで順応して倒れることなく耐えてきたものである。コンピューターのない大昔にこのような建築物を考えて作ったエジプト人や日本人の見事な技術には驚かされる（写真 2-1-1、図2-1-7 参照）。

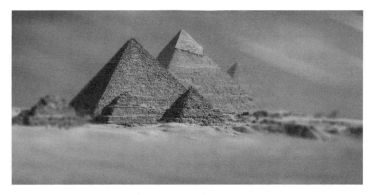

写真 2-1-1　ピラミッド

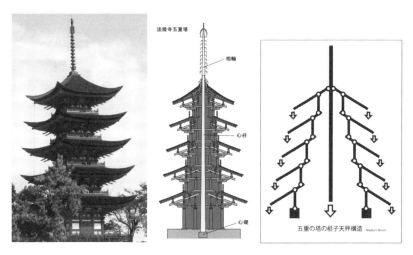

図 2-1-7　五重塔の構造 ( 中心の心柱は浮いている )

出典：中央図；chounamoul「ひとかかえ大きな木」「層塔の歴史」
　　　https://chounamoul.exblog.jp/10064439
　　　右図；「Kazuo KAWASAKI's official Blog」「日本の伝統的建築・
　　　五重塔の構造を今一度みる」http://www.ouzak.co.jp/blog/?p=36426

## （2）植物の強靭さから学ぶ

「植物」が生まれて育った歴史は古くて私たち「動物」の先輩であると言える。さらに古いのが動物でもなく植物でもない「菌」類で動植物の大先輩である。細菌にも何万種とあり無害で有用な納豆菌、酵母菌など多くが必要なものである。一方人類にとって、昨今は新型コロナ菌の猛威にさらされている。その対策には骨盤や背骨の動きを良くして骨髄やリンパ腺を強くして動物本来の免疫力を強めることが先決のようである。異物や菌が侵入すれば退治してくれるのは骨髄でつくる白血球であり、リンパ球などのマクロファージが必要に応じて増産される。骨粗しょう症を克服しながら免疫性が強くなるものを摂ると良いようだ。

　植物に根もあり茎もある「根性」のたまもの。重力に逆らって毛根から水分と栄養素を吸い上げて道管、師管、葉脈などで葉の先端まで上方に送り届け、いつも青々と茂る超能力には頭が下がる（図2-1-8参照）。地下に伸びゆく根も姿を見せず、太い幹を支え重力に逆らって上昇する成長力も凄いもの、更に美しい花を季節ごとに咲かせて私達を癒してくれる魅力は最高で、奇麗に咲いてもあるがままに決して自慢しない優れもの。そして花は雄蕊と雌蕊が交配して一番目立つ奇麗処である。その美しさ逞しさから次世代の実を育てる生殖器官であり、咲き終えた花は即次の世代へ繋げる新芽を準備している真実だけで心打たれて癒される。

　温室効果ガスを抑える温暖化防止にも大きく貢献し、植物群の炭酸ガスの吸収力と光合成で酸素を排出し、全ての動物たちの命を育んでいる。最後に炭となった炭素は微生物に分解されず、何千年も土中に残り大気中の炭酸ガスを削減するのに役立っている。植物は死してもすべての生物に貢献している働き者だ。

　このように植物の効果や花の美しさ、誉れ、恋心、愛、癒し、楽しさ、実利、実益、青春、季節感、自然などを愛でる。私たちは名実ともに備わる植物の逞しさと花の命に見習いたい。

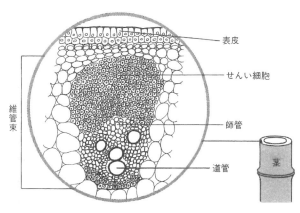

図 2-1-8　竹の茎の拡大図

出典：相賀徹夫『植物のくらし百科図鑑』小学館、1979 年、p.163 より一部改変。

## （3）人体の免震構造

　人体の平衡機能は私たちの骨格構成や関節機能にも準じ、日本の古い建造物「五重塔」のように中心柱の脊柱は骨盤の上に乗って浮いており、骨盤が身体駆動と重心位置にもなって姿勢や動作を安定させている。また骨そのものは骨髄の髄腔や海面質、骨梁、骨層板、骨細管、相重なるオステオン、骨表面の裂線など、極力重量を控えて無駄を省いて一定の柔軟構造を持っている。機能的には建築学的な身体構築と運動器として主に働き、造血作用や免疫機能など生涯にわたって耐えている。その仕組みたるやあの高いスカイツリーも同じで、一切余分な装飾もなく合理的に組み立てられ、まさに生き生きと生活を演じる見事な巧妙さに全く驚かされる（図 2-1-9、10 参照）。

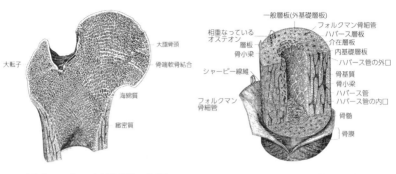

図２-１-９　大腿骨頭の骨梁

出典：金子丑之助『日本人体解剖学Ⅰ』
　　　南山堂、1956 年、p.38

図２-１-10　骨幹の構造

出典：森亨『体の仕組み働きがわかる辞典』
　　　西東社、2000 年、p.49

## （4）中心軸を正して骨盤をしなやかに

　身体を丈夫で長持ちさせるためには骨質を良くして関節や筋や靭帯など、しなやかでよく動く身体をめざすことが大切である。先に述べたデメリットからも判るように直立したことによる最大の被害は、立っていても座っていても骨盤・腰部には上下から驚異的な負担が掛けられていることである（図２-１-９、10、11、12参照）。その負担がある閾値を超えると関節は狂い、筋肉には緊張や萎縮が強いられる。例え体の運動中心軸である「粗面」が数ミリの狂いや萎縮でも仙腸関節や股関節などの下肢に及び、上体では腰仙部や脊柱、肩関節などに数倍の影響を与えることになる。中心軸の狂いは腰痛や背部緊張、肩こりなど、ひどくなると頭痛まで発症する状況が生まれ、直立作業、デスクワーク、まして長時間の中腰作業などには耐えられない。そのために人生の1/3は睡眠をとり、疲れると休息をとり、疲労を溜めないことが第一となる。早めに休息をとり関節や筋に負担をかけず、少ないエネルギーで疲れにくい姿勢をとり、内臓機能を妨げない動作など疲労

の原因を早く見出すことである。そして見た目に優しく美しいと感じられる威厳のある姿勢が望まれる。

　人体はまさに複雑で、緻密に設計され、生きて働く極度に完成された精密機械の構造です。その構成において基盤であり中軸になるのが骨盤である。健康長寿をなしうる骨盤は生涯を支えるに相応しくしっかりとした形態を持ち、外界から身を守る鎧兜のように免疫力もあり、骨格や筋の耐震機能があり、神経、臓器などの活発な動きを保障している。

　これから長い人生の中でどうにもならない場面に遭遇したり、へし折られそうになってもそれに耐える力や復元する弾力性は大きいほどいいに決まっている。良い骨格を創り生命を養う血液の供給と生体防衛を強化すれば、柔軟で免疫力も高い条件を満たすことになる。

　あくまで体は生涯かけて整備して創るもの創り上げていくものである。重力による臓器下垂の負担は消化や吸収能力を減退させ、時には三点倒立や背面ブリッジにも挑戦したり明日への大切な架け橋をかけていく。誰でも強い部分と弱い部分を持っている。弱い部分にはいつも皺寄せがきて常に苛められる。自己の弱い部分を生涯かけて創り上げることが、一生のなすべき仕事として取組めばそれはその人の素晴らしい生き甲斐となる。

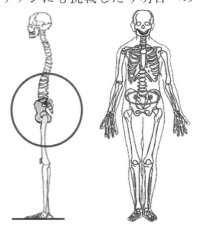

図2-1-11　立位側面と正面

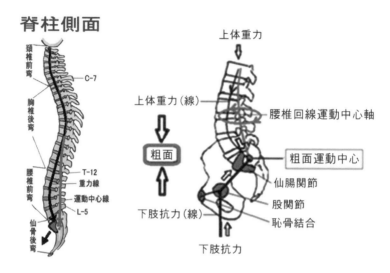

図2-1-12　脊柱側面・粗面で受ける重力と抗力・腰椎の運動中心

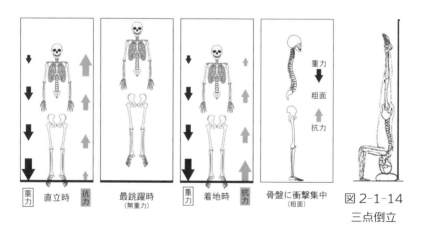

図2-1-13　直立・跳躍・着地の時、重力ベクトルは骨盤粗面に集中

# 第2章 骨盤の果たしている役割

## 2-1 脊骨を立てる姿勢形成の基盤

　ヒトが脊柱を垂直方向に立てるためにはしっかりした土台構造が必要で、前後と左右にヒト独特の張り出した強力な骨盤へ発達させてきた。基盤に僅かな左右差や捻転があると脊柱に影響を与え、腰椎の各椎体には歪みが発生して、本来は遊びやゆとりがあって順応できる体勢になっているが、いつかは姿勢形成に傾斜や彎曲、側弯まで進行し上肢帯、頚、頭部にまで及ぶ。また下肢には骨盤が変位すると股関節や膝関節、足関節などに運動制限が起きて捻転やヤコビー線左右差、脚長左右差が発生する。その中心的な起点は構造的に脊柱と下肢の接点である「骨盤粗面」である。

　上体の重力と下肢からの抗力が「くの字」にぶつかり合う「骨盤粗面」は、形態的には「構造学的中心」となり、1981年ボーエンとキャシディは「解剖学的中心」を表す可能性を示唆した。この「粗面」に負担の蓄積が能力を超えるとストレスの集積部位となり（1940年トロッター）、さらにその直前にある仙腸関節は重力を支える水平方向でなく縦方向でV字型や縦平衡のため、構造的には極めて不合理であって狂い易く、生活習慣や過労、加齢などの現象で変位しやすい（1981年水野祥太郎）。そして仙骨は徐々に後傾しながら下垂していき（1935年セリグマン）、腰椎

は徐々に後弯、側弯、捻転、亜脱臼などを発生させ、姿勢と運動面に初期的で基本的な影響を与える（図2-2-1、2、3参照）。粗面や仙腸関節は思春期まで意外と早い時期に支障や退行現象がみられ、「腰痛」の原因としてよく見過ごされる可能性を警告している（1981 ボーエン、キャシディ）。従って適正な手入れをしないと緊張状態が続き、柔軟性は体の深部中軸から徐々に低下していくと、これまでに発表された文献に記載されている。

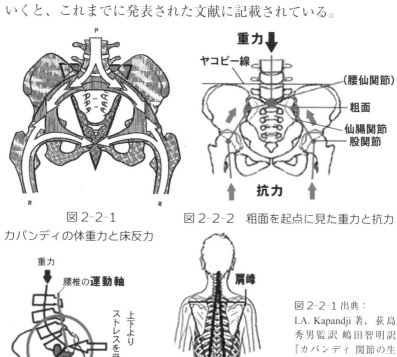

図 2-2-1
カパンディの体重力と床反力

図 2-2-2　粗面を起点に見た重力と抗力

図 2-2-3
粗面の側面観

図 2-2-4
粗面は姿勢形成の起点

図 2-2-1 出典：
I.A. Kapandji 著、荻島秀男監訳 嶋田智明訳『カパンディ 関節の生理学Ⅲ』医歯薬出版、」1974 年、p.51。

図 2-2-4 出典：
同上、p.9 より筆者作成。

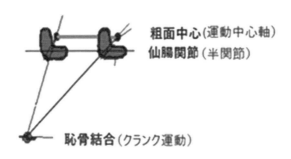

図2-2-5　粗面は駆動する運動学的中心（解剖学的中心）

　骨盤内の運動はほんの僅かだが連結の前後・左右・上下差で姿勢や動きに影響を与える。

　粗面は骨盤運動の要として仙腸関節の運動中心軸として全身運動の駆動点となる。

　仙腸関節はスライド運動が主で、恥骨結合は僅かに回転するクランク運動を行う（図2-2-4、図2-2-5参照）。

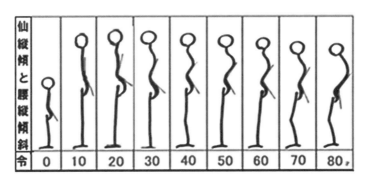

図2-2-6　加齢による姿勢変化

145

　姿勢は骨盤の仙骨縦傾斜（骨盤傾斜）を基準にして加齢によって前傾斜から後傾斜になる（図2-2-6参照）。腰椎縦傾斜は骨盤傾斜の影響を受けて加齢により平背から円背になる傾向が見られる。下半身の骨盤にヤコビー差が発生すると下肢は屈曲や左右捻転、脚長差が見られる。

## *2-2* 運動機能で中心的な役割

　骨盤は上半身の重力を仙骨で受けると同時に下肢で仙骨を支える抗力を受けている。その接点が「骨盤粗面」になって姿勢や動作の運動中心軸として働いている。また下肢の寛骨は仙骨を支えながら仙骨後面に覆いかぶさるように載せている関係から、仙骨は体形的に基礎石として働き、両側の寛骨と合わせて土台（基盤）を作り姿勢形成や運動機能に大きな役割を果たしている。

　ところが、身体運動の要となる「粗面」の骨間仙腸靭帯が左右どちらかに緊張や萎縮することによって、長い経過の中でやがてストレスの集積部位となる。さらに疲労や変位によって中心軸がずれると若い年代から腰痛など禍の故郷にもなる処である。骨盤の側面からこの部位に水平圧力を加えると骨間仙腸靭帯にかなり強い圧刺激が加わり、これまでにその人が受けてきた疲労やストレスの経歴が刷り込まれた記憶が集積されているように感じられる。

　現在79歳の著者自身も小学校入学前に受けた骨髄炎の手術後遺症で硬直していたものがほぐれて、73年後に感じ出して苦痛

を味わった。実体験として体は嘘をつかない正直者であることを身をもって知らされた。粗面を緩めることは体の柔軟さにも大きく関与していた。浪越徳治郎も1972年白書に「浪越圧点」として腹臥位で粗面部を押して上殿神経を刺激し下腹部、腰部、仙骨部、下肢に関連すると述べている。

　余談であるが上肢の運動中心については肩や腕、手指の発達は高度なヒトの脳へと進化させたが、動くものには運動中心があり腕の運動出発点は胸鎖関節の鎖骨頭の動きから始まる（五味雅吉1970年）。胸鎖関節には関節包靭帯と肋鎖靭帯があって、その駆動点は解剖学者金子丑之助によると「肋鎖靭帯」が支持点として肩峰端を楕円に運動する中心軸であると述べている（図2-2-10参照）。

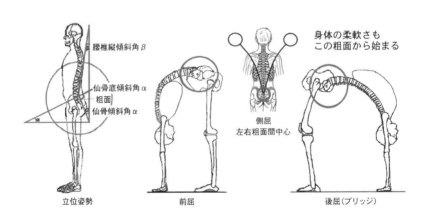

図2-2-7　身体運動の中心軸粗面は前屈・側屈・後屈の運動中心軸

出典：側屈図のみ図2-2-1に同じ、p.9より筆者作成。

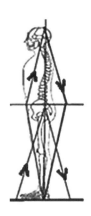

**図 2-2-8　立位のバランス**

立位のバランスは常に後方より引っ張る、前方からは支える抗力が働いている。

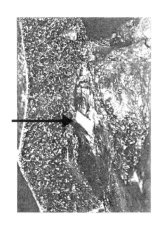

**図 2-2-9　粗面内にある骨間仙腸靭帯**

左右の骨盤粗面にある骨間仙腸靭帯

出典：Michael D. other.（1990）.The Superior Intrcapsular Ligament of the Sacroiliac Joint: Presumptive Evidence for Confirmation of Illi's Ligament. *Journal of Manipulative and Physiological Therapeutics*, vol.13, no.7 . p.387.

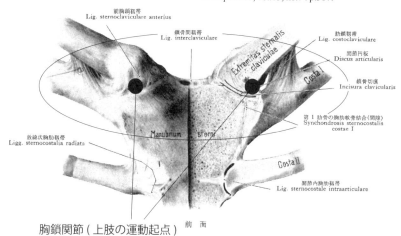

胸鎖関節（上肢の運動起点）

**図 2-2-10　上肢の運動中心（肋鎖靭帯説　前後円運動と左右楕円運動）**

出典：金子丑之助『日本人体解剖学 第 1 巻』南山堂、1956 年、p.281 より筆者作成。

# 2-3　身体の重心を抱いて平衡機能の調整

　これまで平衡感覚は内耳の前庭神経が延髄を通り小脳に入り、反射的に脊髄神経を通り骨格筋に作用すると言われている。真直ぐ寝てくださいと言っても体が歪んでいることが極めて多いことでずっと気になっていた。それは内耳だけの問題ではないと考えられ、骨盤の粗面や仙腸関節を矯正すると即座に歪みが消失することを多く見てきた。従って粗面内の骨間仙腸靭帯や仙腸関節耳状面の関節包など血管や神経に富んでいることから、第一次的に前後や左右の平衡機能をキャッチして調整していることが考えられた。そして極めて高い処から下を見ると高所恐怖症になり、恥骨部が貧血症状を起こすことから、恥骨結合も姿勢や平衡感覚にも連動していることが示唆された。

　身体の各部分に働く重力が一つに集中する点を重心といい、均衡がとれているときは重心が安定している時である。直立姿勢の重心を計測すると骨盤内にあり、身長を 100 とした場合足底より 53 〜 62.3％とされている。

　私の治療所において放送大学の重心計を借りて、立位における重心動揺や開脚幅 30cm で重心ローテーション（腰回し CGR）を行い、プレート上にその軌跡を記録した（図 2-2-11、12、13、14 参照）。その後、重心計を自作して被験者は少ないが体の上下と左右及び前後重心を今も計測している。

　その結果、重心は骨盤内の粗面間中心部にあり、その位置は全身のバランスを保つ平衡感覚に直接影響を与えている。前後と

左右重心は骨盤を大きく狂わせていなければ50％位置にあるが、上下重心は足底より男性平均は57.8％、女性は57.3％とわずかに女性が低く、全体は55～64％といずれも骨盤粗面部の近くにあり臍よりは下方で上前腸骨棘よりわずか上方に位置していた（図2-2-11～14、図2-2-15、16、17参照）。

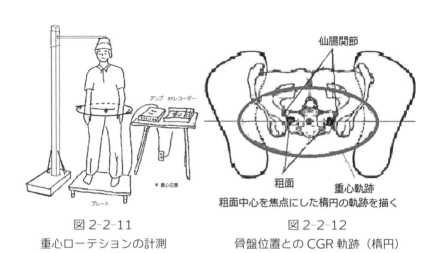

図 2-2-11
重心ローテーションの計測

図 2-2-12
骨盤位置とのCGR軌跡（楕円）

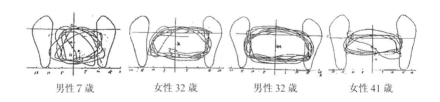

男性7歳　　　女性32歳　　　男性32歳　　　女性41歳

図 2-2-13　骨盤重心ローテーション軌跡

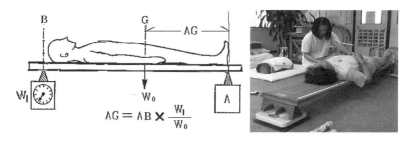

図2-2-14　重心の測定法と計測風景

出典：中村隆一他『基礎運動学 第6版』医歯薬出版、2003年、p.6

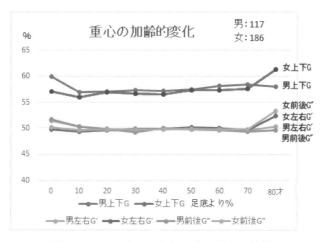

図2-2-15　上下・左右・上下重心の位置

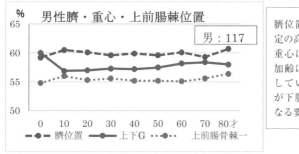

臍位置や上前腸骨棘は一
定の高さである。
重心は0才代のみ高いが
加齢によって徐々に上昇
している。高齢者の歩行
が下肢の衰えで不安定に
なる要素が見られる。

図2-2-16　男性重心の加齢的変化（足底より%）

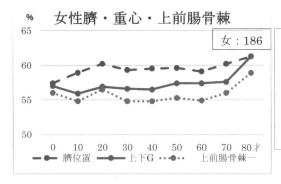

図 2-2-17　女性重心の加齢的変化（足底より％）

　重心は加齢によって僅かに上昇する傾向が見られ、重心が高くなるほどアンバランスになる老化現象が見られる。加療によって上下重心は変わらないが、左右重心や前後重心は改善される（図2-2-15参照）。粗面は運動支点でもあり骨間仙腸靭帯は駆動軸となって姿勢や動作の原点となっている。

　粗面を骨盤の側面から圧力を加えると個人差はあるがかなり強い圧痛があり、これまでに受けたストレスの経歴書のように記憶され、体の硬い人ほど激痛があり平衡感覚も鈍っていた。さらに骨盤内外や仙腸関節を取り巻く靭帯は「運動軸」の動きによって前後左右と上下のバランスを捉えて平衡機能の調節をおこなっており、前方の恥骨結合と連動して姿勢、動作の基盤となって平衡感覚を調節しているのが骨盤であると考えられた。

# 2-4　臓器の働きを守って下垂を防いでいる

　骨盤は重要な姿勢形成の基盤であり動きの中心軸を有し、仙骨、
寛骨恥骨結合などで骨盤輪をつくり、臓器、泌尿器、生殖器など
を容れる。骨盤は外部の衝撃から身を守るため後面には強力な靭
帯と筋肉で補強され、安全に働けるように強力な骨格で身を守る
いわば鎧兜の働きをしている。私たちの先祖は貝殻や甲殻動物な
ど外骨格によって身を守っていたが、高等なヒトになって体の中

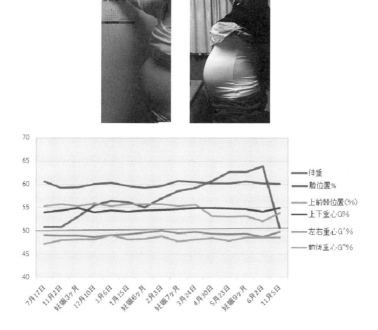

図 2-2-18　胎児も臓器と同じ骨盤で守られ、妊娠中も重心は安定している

心部に内骨格として収まった。しかしその働きは元々外部からの異物や有害な菌から身を守る働きをしている。そして骨盤を固くしないで「粗面」や「仙腸関節」のスムースな動きが臓器の機能を保障している。特に女性の骨盤は胎児を宿し十月十日間、体重は増えるが重心位置は変わらず維持され、分娩時には前後左右に最大限拡張して出産を迎える（図2-2-18参照）。

　また骨盤底筋（尿生殖隔膜）は生命誕生の産道が開く玄関口である。便や尿の不要物の排泄孔もあり、同時に臓器の下垂を防止している。女性では広く、男性では狭いが力が込められる構造になっている（図2-2-19参照）。また腹筋を緊張させ、労働や諸動作、発声、声楽、咳、くしゃみなど全身運動に関与し、呼吸運動にも仙骨のリズミカルな屈伸運動で、特に深呼吸では骨盤運動が大きく関与している。

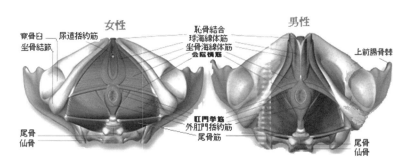

図2-2-19　骨盤底筋

出典：竹内京子『見るみるわかる骨盤ナビ』ラウンドフラット、2012年、巻頭資料

## 2-5　重力や衝撃から身をまもる緩衝構造

　脊柱は真直ぐではない。生まれた時、彎曲は背中と膝の2つだが、成長すると頚椎と胸椎、腰椎、仙骨の4つの彎曲が直立姿勢に対応する。上部に重い頭蓋、外側に上腕、肋骨をつけ、骨盤の仙骨と寛骨で全身の基盤をつくり衝撃を受け止めている。仙骨は脊柱の土台となり上方から重力、下方から抗力が集中することから、歩行や走行、跳躍などの強力な衝撃には骨盤粗面の骨間仙腸靭帯や前後・長短の仙腸靭帯、仙腸関節の軟骨、関節包などの防衛装置がある。衝撃が多いほど若い年代からストレスが蓄積しやすい。さらに強力な衝撃には下肢の屈曲で対応し、それぞれの屈曲部にはストレスが溜まり易く、中でも腰部、骨盤、膝など緩衝能力を超えると疲労素が蓄積する。うどんやそばにもコシがあると美味しく、人に腰があって粘りや踏ん張りがないのは困りものである。ラクダや牛や馬など腰や背中に相当の重量を乗せても頑張る腰がヒトにも欲しい。

## 2-6　セックスや妊娠出産など生命誕生の故郷

　近年我が国は少子化が進み高齢結婚、未婚や離婚増加、経済的事情それに骨盤の支障などによって人口減少に歯止めがかからない。骨盤は姿勢や動作の原点でもあり生命誕生の故郷でも

ある。骨盤の運動によって「粗面」が運動軸となり動的に設定され、全ての諸動作やセックス運動をおこない呼吸運動にも影響を与えている。

　性に目覚める思春期になると、男女とも生殖器官を成熟させ、分泌物が盛んになり、仙骨の起き上がりやおじぎの骨盤屈伸運動で（図2-2-20参照）、陰茎の勃起、陰核を勃起させて生殖機能が最高に活性化する（図2-2-21参照）。この骨盤の運動中心が「粗面」の運動中心軸となり、特に前後左右にも駆動してエネルギーが最高潮に達して多量の精子が放出される。何億の精子が1個の卵子に出逢う激しい生存競争を経た劇的な受精は、生命発生の瞬間となり骨盤は生まれ故郷となる。そして十月十日間、胎児は母体の栄養を受けて1個の受精卵から分裂増殖を繰り返し成長し、卵胞ホルモンの働きによって卵大の子宮を数十倍の極限まで拡張する。妊娠約40週になり骨盤と産道を最大限に広げ分娩が始まると、劇的な子宮の収縮から一瞬または数時間の産道通過のドラマを演じて新しい生命誕生を迎える。骨盤の働きは産婦人科学の対象として重要視され、骨盤の柔軟性は決定的な要素を占め、新しい生命の発生と生命存続に直接関与している。安産と胎児の成長には骨盤の柔軟性とともに後に述べる尾坐長の大小が直接関与する。男女とも30代に入ると骨盤の仙骨が後傾し、下垂もみられ拘縮が始まりだし、予防しないと前立線肥大や子宮筋腫などの成人病や婦人病が見られるようになる。骨盤の柔軟性を維持するためには産後もセックスは継続して適度におこない、骨盤の運動軸を動かし柔軟性を守るためにも生涯必要と考えられる。

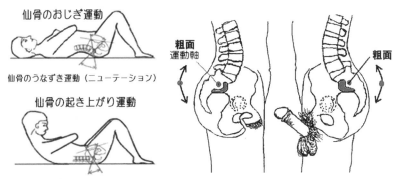

図 2-2-20
骨盤のうなずきと起き上がり運動

図 2-2-21
セックス運動の中心軸（粗面）

## 2-7 骨盤は禍や病気が始まるふるさとでもある

　最近では未来を担う小学生から姿勢が悪い、体が固い、粘りがない、すぐ飽きるなど肉体的にも精神的にも余裕のない支障が見られ、2020 年ユニセフでも日本人の精神的幸福度は低下して、自殺率も高いと警告を出している。女性では産後の処理、男性では不用意な腰痛の処理など適切にしていないと、後々まで後遺症として残るのはその後の骨盤の状態に起因する。これらの殆どの人に脊柱の仙骨が重力の作用を受け骨盤の中に片方または両側に沈み込んで、背中や腰が緊張して固くなり骨盤変位が見られる。これは仙腸関節耳状面の左右後方を押圧するとずれている側に圧痛があり、粗面のずれや緊張状態もその場で確認できる（図2-2-22 参照）。さらに尾骨先端と坐骨下端の距離を計測すれば、

仙骨の下垂状況が把握でき、大坐骨孔の上縁に仙骨耳状面下端が
下垂している（後出の図 2-4-3、2-4-4 参照）。この状況は骨盤
Ｘ線でも把握できるが、耳状面や粗面のずれは単純Ｘ線写真で
は全体像の説明は難しいと言われている。尾坐長の計測による加
齢変化をみると 10 歳代で最高に広く大きいがすでに 20 歳代か
ら仙骨は徐々に下垂現象がおきて下降が始まり、加齢による身長
の減少傾向と同等になり、柔軟性欠如や骨盤の変位から腰部や周
辺に異常や疾病が起きていることが考えられる（後出の図 2-4-5
参照）。骨盤を形成している種々の要素は密接に相互依存してい

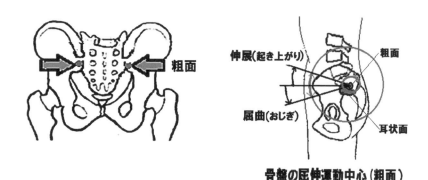

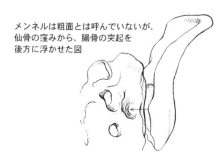

図 2-2-22　　粗面位置はＸ線でも判明が難しい

出典：中央図のみ James Mennell.〔1952〕.*The Science and Art of Joint Manipulation.
vol.2. The spinal column*. McGraw-Hill Book Company. pp.23-28. より筆者作成。

るため、骨盤のいかなるレベルにおいても変位があれば、力学的構造の強固さを減少させ全身に影響を与える。骨盤の僅かな変位は全身に及び腰部疾患から下肢の障害、骨盤臓器の障害、さらには脊柱を通じ精神的機能まで狂わしていく。女性では尾坐長が男性より大きいが、10歳代に小さいと産道が十分に保障されず難産が予想され、帝王切開のお世話になることが多い。そして骨盤底筋の萎縮または弛緩によって骨盤臓器が支えきれず排尿、排便、膣脱、痔疾患などの支障をきたし、踏んばりや頑張りが効かなくなる。また骨盤底の尿生殖隔膜からは不要、有害、余剰なものは全て排出するなど骨盤は生命直結に重要な働きをしている。

## 2-8 造血作用と免疫力を生涯生み出す

　生命を養う動脈、不要物を回収する静脈、リンパ液などは全身くまなく巡ってくれないと正常に生きてゆけない。1964年私の師匠五味雅吉先生は「万病一元血液循環不全にあり」と自然良能新聞に掲載された。これらの血球やリンパ球、免疫細胞などはすべて血球芽細胞から分化したものでカルシウムに富んだ骨髄腔の細網細胞で生産される。仙骨や寛骨は人体の中でも大きな扁平骨で骨髄は緻密質より海綿質が多いため、骨盤は生涯にわたり造血作用を盛んにおこなう組織である。そして有害物質と闘い除去して、病原菌は取り囲んで抗体化するなど食菌や免疫力を発揮する。脂肪の多い黄色骨髄も大量出血時には赤血球を急遽生産すると言われている。

　2019年末から始まった世界的な新型コロナウイルスに対する、予防薬が盛んに開発されているが、あくまで各人が感染しても発病しないようにカルシウムを多く摂り入れ免疫細胞を必要に応じて増強することが第一である。骨質が果たす生理作用を生かして、強くてよく動く骨格を作り、異物や菌に対する身を守る丈夫な鎧兜の骨質を作り上げることが先決である。エビやカニ、亀など体外骨格系の動物は甲羅で身を守っているが、進化したヒトの体内骨格になっても骨は身を守る鎧兜の働きをしている（写真2-2-1参照）。

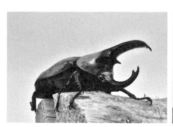 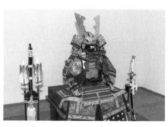 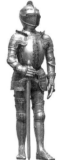

写真 2-2-1　身を守るカブトムシと鎧兜人形（日本と西洋の鎧兜）

## 2-9　腰仙骨神経叢による働きと自律神経に関与

　腰椎から出る腰神経叢も骨盤を通過して下肢に分布し、仙骨神経叢は陰部神経と交じって下肢と陰部を支配する。ヒトでは退化した尾骨神経叢も陰部神経と交じわって肛門を支配している。大昔の恐竜の尾骨は全身のバランスをとっていた名残りである。自

律神経は本人の意思とは関係なく脳から指令を受けなくても独立して働く交感神経と副交感神経で調節されている。心臓も生涯働き続け自分の意志では止められない。粗面や仙腸関節の動きは脊柱の直前にある交感神経幹と頭仙髄系の副交感神経に影響を与え、腹腔神経節（太陽神経節）や上下腸間膜神経節から分配される大腸、直腸などの骨盤内の臓器や膀胱、精管、前立腺、子宮、膣など生殖器に分布する。そして、自律神経機能と骨盤神経叢、内腸骨動脈の血行促進に直接関与している。

## 2-10 脳脊髄液の循環促進による脳の活性化

　脳および脊髄は共通の被膜によって被われ、脳膜の延長が脊髄膜となり、共に硬膜、クモ膜、軟膜の3層からなり、脳脊髄液を入れている。無色透明で弱アルカリ性の髄液は脳室の脈絡叢から生成され、脊髄の中心管を通りクモ膜下腔を上昇して脳室に戻る循環を繰り返している。髄液の働きは静脈や静脈洞で老廃物を排泄しながら、脳と脊髄を衝撃から守るクッションとして保護している。通常成人で60〜200ccで99％は水、1％が乾燥物質と言われている。脳脊髄液やリンパ液の循環促進は脳脈絡叢の働きや呼吸運動による仙骨のリズミカルな屈伸運動によって、1日3〜4回入れ替わって活性化されている（佐賀大学 河野史 2014年）。修行中、五味雅吉会長より、脳頭蓋の側方から手掌全体を密着させて集中していると1分間に8〜12回の膨らんだりすぼんだりする波状の頭蓋縫合の動きがあることを教わった。このように脳

頭蓋も骨盤の動きも、小さいが中枢神経の機能に影響を与えていると考えられる（中枢神経の働きに関与）。

## 2-11 骨代謝と酸アルカリ（塩基）の調節に関与して、体液の弱アルカリ性を維持

　日本の土壌にマグネシウムは多いがカルシウム含有が欧米に比べ欠乏状態であると大阪大学の片瀬 淡医学博士が進言していた。骨や筋の弾力や細胞の生活力、細菌や寄生虫に対する抵抗力、骨粗鬆症をはじめ動脈硬化と心疾患、また不安神経症やうつ病、持続ストレスなどの精神作用にもカルシウム不足が大きく関わっていると述べている。現代の交通利便性や座りがちなライフスタイルから、骨格は動きが少なく鍛えないと骨質がもろくなるのは避けられない。意識してカルシウムとビタミン摂取は重要なことで血中へのカルシウム供給に骨盤は生涯寄与している（片瀬 淡『血液酸鹽基平衡學　カルシウムの醫學』高志書房、1962 年）。

## 2-12 死後、生前の健康状態を知ることができる

　ヒトの死後、火葬場でその人の骨格を説明される穏坊さんが居られる。地方によって時々人類学者が担当し、生前の健康状態まで告げられたりするが、まだ生きている私たち親族にはとても教訓になる場合がある。焼き出された骨に頭や背骨、骨盤、下肢が

しっかり残されているヒトは生前健康だった印だそうだ。加齢によって骨盤形態に癒着や骨結合などが見られ、骨粗しょう症などによって全く灰化して形として残らない場合が多くある。ヒトは死しても良い骨格を残せるか、私たちに課せられた生涯のテーマである。

## 2-13　性差、年代差、民族差などを著明に表出する

　また死因判定にも性差や年令推定、民族判別にも骨盤は利用されて最も著明に表出される。顔だけでなくアフリカ民族のコイコイ人など骨盤前傾に特徴ある骨盤形態があり、黒人や黄色人種、

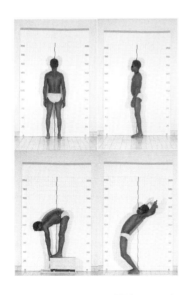

アフリカ人の姿勢計測　（寺本計測）
例えば骨盤傾斜（仙骨縦傾斜平均）から
男性21～45才　　24名　　26.4°
女性16～38才　　28名　　30.0°
日本人の仙骨縦傾斜 ( 腹臥位計測 )
　男性21～45才　　 562名　 12.4°
　女性16～38才　　 653名　 17.7°
仙骨縦傾斜は計測数が少ないが大きな特徴
で日本人より欧米人は高いと考えられる。

出典：Edited by Junzo Kawada, kazutaka Adachi ather4『THE TECHNIQUES OF THE BODY AND THE MORPHOLOGICAL CHARACTERISTICS OF FIVE ETHNIC GROUPS OF WEST AFRICA』2015 年

写真 2-2-2　アフリカ人の姿勢計測

白人など民族によって一定の特徴が見られるのも骨盤形態で国や地域、生活習慣によっても特徴的な差異がある（写真 2-2-2 参照）。

▶コラム3◀　ネルソン・マンデラの生きざま

　人種差別を闘い抜いた南アフリカのネルソン・マンデラ (34 歳 ) は、27 年間の獄中生活にも屈することなく 61 歳で 1994 年南アフリカ大統領に就任。95 歳で生涯を閉じましたが国連で 2 分間の黙祷があげられるほど世界中で慕われた人。経済政策では思うように行かず苦慮しましたが、獄中でも柔軟で一貫としてぶれない資質の持ち主だった。
　（峯陽一「ネルソン・マンデラの歩いた道」『致知』致知出版社 2014 年 6 月号、p.30）

# 第3章　柔軟な骨盤をめざして

　骨盤は生命誕生の故郷であり成長発育と運動それに姿勢の基盤である。いつも強大なエネルギーを出して身体駆動や姿勢維持に活躍してくれている処であり、あらゆる姿勢や動作の原点となっている。半面その負担が大きいため疲労素の蓄積によってストレスが溜まり易い一面を持っている。その疲労によって骨盤内の組織に緊張や萎縮が始まり、僅かな変位でもいつかは疾病や禍の始まる発信源（故郷）にもなる。柔軟な体を創るためには脊柱をしっかり支える骨基盤を持ち、2本足でバランスを保てる動きの良い下肢づくりが基礎となる。ヒトが一生涯強くて柔軟に生きていくために、動きこそ少ないが基盤となる骨盤の左右「粗面」が一対の中心軸となって複雑な仙腸関節を動かし生命の発祥と躍動の基礎になって、全身の運動や機能に最大限寄与している。

## 3-1 動きの中心軸「仙骨粗面と仙腸関節」について

　脊柱の中で最大で最強の楔状を呈した仙骨は左右の寛骨で受け止められ、骨盤の後壁を造り上半身の重力を受けている基礎石である。仙骨の上面は腰椎に連なる基盤面となる仙骨底を造り、外側部は基本的な関節機能を持った仙腸関節の耳状面がある。耳状面すぐ後方には一対の仙骨凹、腸骨凸の粗面空間があり、短いが

神経と血管に富んだ骨間仙腸靭帯が水平方向または傾斜V形に張り（図2-3-1参照）、下方からの抗力と上方からの重力を受ける重力線の屈曲部となっている。私の身体重心位置の上下、左右、前後計測によって粗面が変位していると平衡感覚に異常が見られた。さらに骨盤の屈伸（骨盤のおじぎと起き上がり運動）、側屈（トカゲ体操）運動の実験でも「粗面」が中心となって仙腸関節をわずかに動かしていることが骨盤のおじぎと起き上がり運動で明らかになった。また仙骨外側部には寛骨の上後腸骨棘を受ける窪みで寛骨を支えて動いているが、寛骨も粗面や耳状面で仙骨を支えて動き、協力、共同の構造形態を備えている（図2-3-2参照）。このように骨格の中でも特に仙骨は命ある神秘的に見え活きて動き、これまでの進化過程の歴史をも刻んでいる。

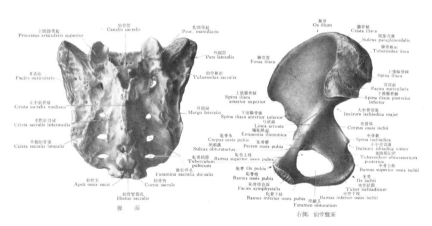

図2-3-1　仙骨粗面と腸骨粗面を繋ぐ耳状面

出典：金子丑之助『日本人体解剖学Ⅰ』南山堂、1972年、p.55

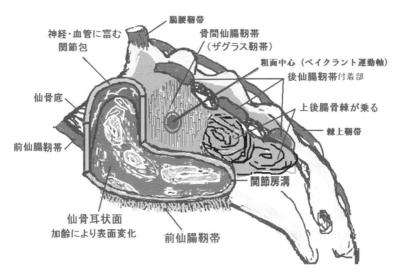

神経・血管に富む
関節包

腸腰靭帯

骨間仙腸靭帯
（ザグラス靭帯）

粗面中心（ベイクラント運動軸）

後仙腸靭帯付着部

上後腸骨棘が乗る

棘上靭帯

仙骨底

前仙腸靭帯

関節房溝

仙骨耳状面
加齢により表面変化

前仙腸靭帯

図 2-3-2　仙骨粗面と耳状面周囲構造（著者想像図）2010 年

## *3-2*　骨盤傾斜の進化

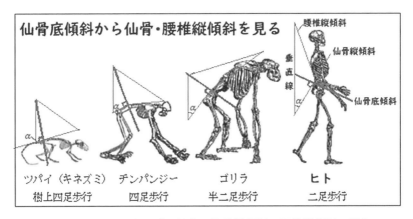

仙骨底傾斜から仙骨・腰椎縦傾斜を見る

腰椎縦傾斜

仙骨縦傾斜

垂直線

仙骨底傾斜

ツパイ（キネズミ）
樹上四足歩行

チンパンジー
四足歩行

ゴリラ
半二足歩行

ヒト
二足歩行

図 2-3-3　仙骨底傾斜を基準に仙骨縦傾斜と腰椎縦傾斜の進化

出典：前出の図 2-1-1 に加筆して筆者作成。

　仙骨底は四足動物でも腰椎以上部の基底面となり、常に前進するため僅かに前傾して脊柱を支える基盤となり、下肢と腰椎に影響を与えている。ゴリラからヒトに至り腰椎縦傾斜角は劇的に変化させて直立姿勢を獲得した。脊椎動物の魚類はもちろん、原始的な脊椎動物は殆ど仙骨底傾斜（約90°垂直に近い）と仙骨縦傾斜角$\alpha$とはおよそ直角をなしている。また仙骨底傾斜角は進化によって徐々に垂直から水平近くに起きていく。ヒトの場合仙骨縦傾斜$\alpha$は減少してきたが（私の計測では-19°〜35°まであり平均13°。対象は男女3,695名）、仙骨縦傾斜角が大きくなる程先祖返りして若返りしていると言える。

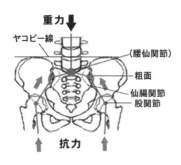
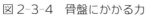
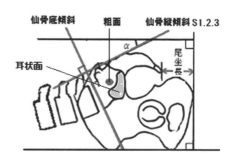

図2-3-4　骨盤にかかる力　　図2-3-5　骨盤斜角$\alpha$の計測と尾坐長

　骨盤にかかる重力線を見ると、上体の重力線と支える抗力線は体幹と下肢の接点となる仙腸関節耳状面後方の「粗面」で衝突する、「粗面」にはぶつかる衝撃で疲労を来たしストレスが集積すると粗面位置を変位させ、仙骨下垂が発生する（図2-3-4参照）。骨盤傾斜の測定基準は仙骨底傾斜としたいが、X線照射を要するため凡そ90度変換の仙骨縦傾斜（S1.2.3正中仙骨陵S2を中心）とし、その角度を最も動揺の少ない腹臥位で計測した。尾坐長は

仙骨の位置を確認し下垂の状況を判定できる（図2-3-5参照）。

　骨盤傾斜の計測には諸説あり、現在の主流は立位による上前腸骨棘と上後腸骨棘を結んだ線と水平線とのなす角度となっているが、立位は動揺が大きく上前後棘の位置も幅が広いため誤差が大きくなることが考えられる。よって四足動物の仙骨底から約90°返還の正中仙骨陵の棘突起上とした。ヒトの場合もわずか円形となり完全とは言えないがX線計測で仙骨底と凡そ直角に近かった。

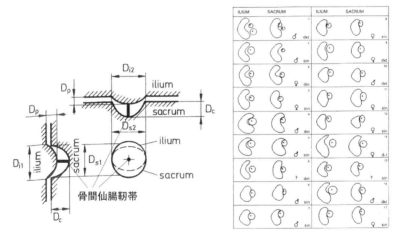

図2-3-6　ベイクラントの粗面（運動軸）研究（骨間仙腸靭帯を加筆した図）
出典：Odd.Bakland and Jon.Helge Hansen『The axial sacroiliac joint』Anat Clin 6:29-36, 1984

　上図のベイクラントの粗面運動軸は水平の楕円形になっているが、仙骨の下垂現象から実際には垂直の楕円形が想定できる。また耳状面の運動軸中心は日常の姿勢や動作で様々な位置にあることがわかる。これらは重要なところで実際の解剖でさらに解明を進められる事が待たれる。

# 3-3　骨盤腰背部の計測

　疾病の原因や予防を見出すために 1988 年から簡単にできる身体状況の計測を初診の患者さんから続けている。先にも記した重心計測は 2013 年から始めた。骨盤計測の項目は脚長差、ヤコビー差、尾坐長、仙骨と腰椎の横縦傾斜、骨盤捻転など行いました。ここに計測方法と結果を報告します。

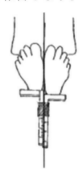

図 2-3-7　脚長差の計測

一直線上に背臥位で下肢の中心線に合わせ足底面を垂直に立て
踵骨下端の左右差を自作の脚長差計で計測した。

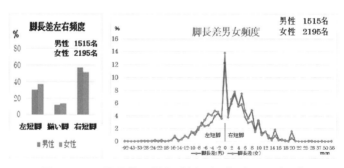

図 2-3-8　脚長差の頻度（右短脚が男女とも多い）

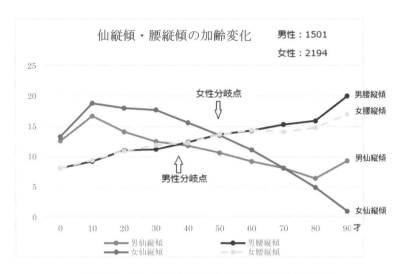

図 2-3-12　仙骨縦傾斜と腰椎縦傾斜の加齢変化

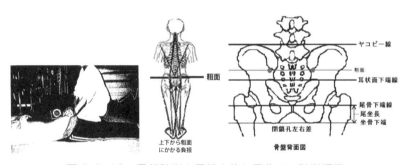

図 2-3-13　骨盤計測と骨盤変位を見分ける計測項目

出典：中央図のみ p.144 の図 2-2-1 に同じ、p.9 より筆者作成。

　骨盤計測の項目には仙骨縦傾斜・仙骨底傾斜・ヤコビー左右差・骨盤捻転・粗面位置・耳状面下端状況・耳状面裂隙空間・尾坐長左右差・坐骨左右差・閉鎖孔左右差・寛骨臼窩形状と関節軟骨・骨頭軟骨・寛骨傾斜・大腿骨頭形状・恥骨結合傾斜と軟骨などがあり、もっと詳しく骨形態や関節軟骨状況など計測ができればい

いが、この中で主な数か所を計測した（図2-3-15参照）。対象は3,695名（男性1,501名　女性2,194名）。

| 骨盤傾斜 | 骨盤前傾斜 20°以上 | | | 正常範囲 10°~19° | | | 骨盤後傾斜 9°以下 | | |
|---|---|---|---|---|---|---|---|---|---|
| 型 | A | B | C | D | E | F | G | H | I |
| 体 型 | | | | | | | | | |
| 腰椎 傾斜 | 平背 4°以上 | 正常 5°~14° | 円背 15°以上 | 平背 4°以上 | 正常 5°~14° | 円背 15°以上 | 平背 4°以上 | 正常 5°~14° | 円背 15°以上 |
| 腰椎 関節 | 伸展 | | | 正常 | | | 屈曲 | | |
| 男性% | 0.2 | 5.4 | 1.6 | 3.4 | 36.3 | 19.8 | 2.5 | 18.2 | 12.7 |
| 女性% | 0.9 | 13.0 | 6.7 | 2.8 | 33.3 | 21.4 | 2.5 | 10.1 | 9.3 |

図2-3-14
骨盤傾斜による側面姿勢9分類

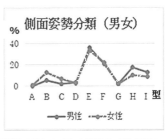

計測は最も安定した腹臥位で角度計ミツトモ社製ファインダーにて計測した。

図2-3-15
側面姿勢とその頻度

1989～2020年の約30年間に寺本治療所に来所した患者の背臥位で脚長差、腹臥位でヤコビー差、骨盤腰部の捻転、並びに仙骨縦傾斜と腰椎従傾斜を計測した。仙骨縦傾斜を前傾、正常、後傾の3分類とし、腰椎縦傾斜を平背、正常、円背の3分類として合体させ側面姿勢を9分類した（図2-3-14、15、16、17参照）。女性の仙骨縦傾斜は20歳代で最も仙骨前傾斜を強め産道を広げる効果を示し、30歳代から徐々に下降する。男性も20歳代に最も高いが30歳代から急速に下降する。腰椎縦傾斜は加齢とともに一定に増加し、その分岐点は男性が早く36歳、女性は50歳から逆転の傾向が見られ、女性の長寿に関連するとも考えられる。対象者はまだ少ないが一定の傾向が見られ自己点検の評価もできる。立位と臥位の差は一定見られるが大きくなく無視した。

背面姿勢分類（ヤコビー線左右差を基本 15 種）

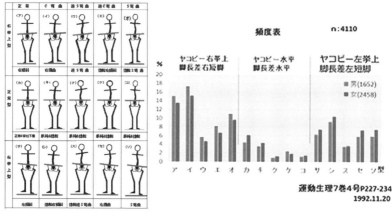

図 2-3-16　背面姿勢分類　　　図 2-3-17　背面姿勢とその頻度

**3-4**

# 骨盤計測結果から「腰痛」の メカニズムを考察する

　脚長差は、立位で測れば変形性股関節脱臼の人以外は左右脚長が殆ど同じであるが、腹臥位で一直線上に真直ぐにして足底踵部で計れば脚長差が計測できる。筆者の計測では右短脚の人が左短脚より60％多かった。揃い脚は13％前後と少なかった。ヤコビー線にも左右高低差があり、右挙上は60％近く見られ、水平の人は10％前後と少なかった。これは骨盤の粗面や仙腸関節が変位して脊柱のCカーブやSカーブに彎曲してバランスを取りながら帳尻を合わせている姿とみられる。

　脚長差が発生する要因として考えられることは、地球の重力作用と使用頻度によって使用頻度の高い仙骨粗面に下垂が見られ、

同時に仙腸関節も下方に変位させ腰痛の発症に関連している。例えば右利きの人は左足で体を支える頻度が高く、左粗面の「骨間仙腸靭帯」に疲労素が蓄積して緊張或いは萎縮して血行不良になり、左粗面に違和感或いは左臀部痛が起こる。それが初めて左粗面にだるさや痛みを感じさせ腰痛（左粗面痛）の発症となる。さらに進行すると仙骨は左下方に下垂して、腹臥位で見ると左脚長となり腰椎は左彎曲する。ところがこの状態で立位を取ると腰椎は右彎曲して右腰部の筋に圧迫と拘縮が起き右腰痛を覚えることが考えられる。右利きの人は右利き足が多く常に動かしていると血行は良いが、支えている左手や左足や腰には常に支える負担が持続して、疲労素は左粗面に集中するメカニズムが考えられる。使ったから壊れるのでなく支えている方に支障をきたすことが多くみられる（図2-3-8、11、17、次節の図2-3-18参照）。下垂した左粗面に押圧を加えるとピタッと左右下肢長差が揃う。メカニズムはまだまだ不明な点が多く骨盤はブラックボックスであり、脚長差、ヤコビー差、骨盤捻転などの発生頻度は高く、今後骨盤や粗面、更に骨間仙腸靭帯の走行などの解明が必要である。

## 3-5　各種の骨盤形態

　ヒトは何人も同じ人はいない。世界中の民族や種族によって顔も容姿も夫々独自の生育や生活様式によって、双子といえども各々特徴を持った形態につくられる。その基盤になるのが骨格であり、中でも骨盤形態に由来して脊柱や下肢形態に大きく影

響を与える。これらの形態は骨盤内にある粗面や耳状面、恥骨結合、寛骨臼などの機能や形態から影響を受けていることが考えられる。

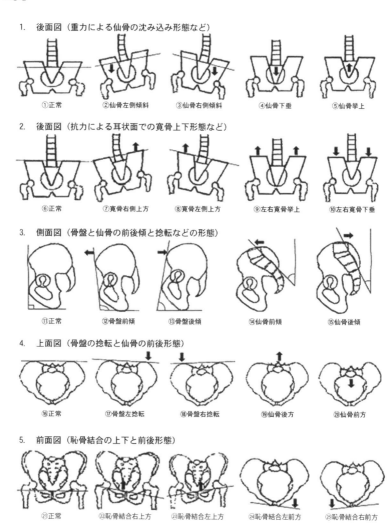

1. 後面図（重力による仙骨の沈み込み形態など）
①正常　②仙骨左側傾斜　③仙骨右側傾斜　④仙骨下垂　⑤仙骨挙上

2. 後面図（抗力による耳状面での寛骨上下形態など）
⑥正常　⑦寛骨右側上方　⑧寛骨左側上方　⑨左右寛骨挙上　⑩左右寛骨下垂

3. 側面図（骨盤と仙骨の前後傾と捻転などの形態）
⑪正常　⑫骨盤前傾　⑬骨盤後傾　⑭仙骨前傾　⑮仙骨後傾

4. 上面図（骨盤の捻転と仙骨の前後形態）
⑯正常　⑰骨盤左捻転　⑱骨盤右捻転　⑲仙骨後方　⑳仙骨前方

5. 前面図（恥骨結合の上下と前後形態）
㉑正常　㉒恥骨結合右上方　㉓恥骨結合左上方　㉔恥骨結合左前方　㉕恥骨結合右前方

図2-3-18　各種の骨盤変位の形態（5分類全20種）
（実際はこの何種類かが混在した形態をとる）

# 第4章　加齢による姿勢の変化

## 4-1　仙骨は骨盤の中へ下垂する

　身長が加齢による腰曲がりや、猫背、O脚などによって低くなり、縮んでいく現象は姿勢の加齢変化でもよく見られる。身長の短縮が大きい人で青春時代から3〜5cmはざらにいて、彎曲によって10cm以上短縮の人もいる。ここ30年来の腰椎と骨盤計測から、加齢によって骨盤の中に脊柱が沈んでいく現象が見られ、仙骨下垂と同時に仙骨耳状面も大坐骨孔上線に下垂する。仙骨は若いほど前傾状態が正常であるが、加齢的に重力の影響を受けて抗力が弱ると重力が勝って仙骨が後傾しながら骨盤に下垂していく現象が見られる。下垂が持続するとストレスが溜まり、粗面及び大坐骨孔に圧縮があり、ヤコビー差や脚長差が発生する（図2-4-1、2参照）。1935年ドイツのセリグマンは人類が直立姿勢をした結果、脊柱の重力が骨盤に伝わり脊椎は徐々に機械的に圧縮され、脊椎下部が骨盤前方に滑り落ちて沈みこみ、左右骨盤の寛骨が高く上昇する。そして、仙骨はある程度下方に回転しながら沈んでいることを説明した。第5腰椎の仙骨化は仙骨の下垂からだと述べている。

　この下垂した仙骨粗面を矯正するだけで身長が伸びて動きが良くなる経過が見られる。それは下垂した仙骨が挙上され骨盤や腰

椎部の緊張や彎曲が矯正されて元に戻るのである。その計測には坐骨結節下端と尾骨の下端との差を尾坐差計（筆者作）で計測すると誤差が少なく安定して計測できる。尾坐長の加齢変化は男女ともにすでに 10 歳代後半から徐々に減少して重力の作用を直接受けている証拠と考えられる（図 2-4-3、4 参照）。尾坐長は分娩時の産道拡大にも重要で、体の柔軟度と共に年令の早期懐妊が望まれ、産科学的にも注目される必要がある。

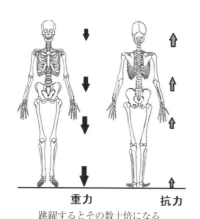

重力　　　　抗力
跳躍するとその数十倍になる

図 2-4-1
立位による重力と抗力の関係

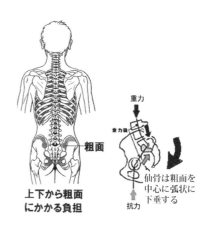

図 2-4-2
仙骨は粗面を中心に弧状に下垂する

出典：左図のみ p.144 の図 2-2-1 に同じ、
　　　p.9 より筆者作成。

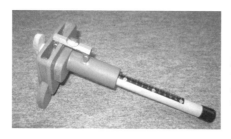

腹臥位で尾骨下端と左右坐骨
下端の垂直距離を水平レベル
機の付いた自作の垂直距離計
で計測する。

写真 2-4-1　尾坐長の計測機

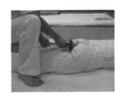

尾坐長計測

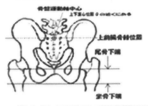

尾坐長は腹臥位で尾骨下端と
坐骨下端の垂直距離を計測

図 2-4-3　尾骨と坐骨下端の計測

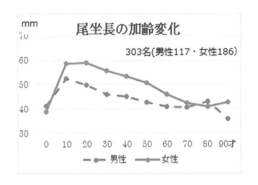

図 2-4-4
仙骨の下垂現象による尾坐長の加齢変化
（被験者は少ないが 10 歳代から既に下降現象）

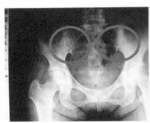
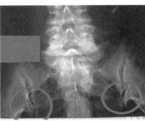

仙骨下垂右腰痛　女性 51 歳　　左下肢痛　女性 50 歳

腰痛の診断基準が
まだ未確定
これだけ下垂して骨
棘形成していても腰
痛と診断されず。

図 2-4-5　仙骨下垂の一例

 **4-2** # 男子大学生における姿勢形成の要因について

　2017 年 10 月 12 日東京有明医療大学の男子学生 31 名（平均年齢 20.6 歳）を被験者に身長、体重、BMI、脚長差、ヤコビー差、尾坐長、仙骨縦・横傾斜、腰椎縦・横傾斜を計測してステップ・

ワイズ変数増減法による判別分析を行い、側面姿勢は仙骨と腰椎の縦傾斜と仙骨横傾斜の３因子、背面姿勢は BMI と左右ヤコビー差の２因子が重要と考えられた。

## 男子大学生における姿勢形態の要因について

成瀬秀夫[1]、寺本喜好[2]、小山浩司[1]、手島澟太[3]、玉井侑[3]、片岡裕恵[1]、
足立和隆[4]、木村敏彦[1]、石川陽一[5]、五味敏明[1]

1) 東京有明医療大学　2) 寺本治療所　3) 東京有明医療大学大学院生
4) 筑波大学体育系　5) 東邦大学医学部解剖学講座

### 【目 的】

　近年、様々な生活習慣を背景とした不良姿勢の人の増加傾向がみられる。不良姿勢は腰痛その他多数の疾患の要因となる。
　今回、男子大学生の側面姿勢及び背面姿勢と、これらの姿勢に影響する10因子（身長、体重、BMI、脚長差、ヤコビー差、尾坐長、仙横傾、腰横傾、仙縦傾、腰縦傾）との関連性について検討した。

### 【方 法】

　被験者は、男子大学生31名（平均年齢20.6歳）とした。
　側面姿勢で前傾斜型、正常型及び後傾斜型の3型に分類するとともに、背面姿勢で右短脚型、正常型及び左短脚型の3型に分類した。
　また、身長、体重、BMI、脚長差、ヤコビー差、尾坐長、仙横傾、腰横傾、仙縦傾及び腰縦傾、計10因子を計測した。

1. 側面姿勢での前傾斜型、正常型及び後傾斜型をそれぞれ目的変数とし、身長、体重、BMI、脚長差、ヤコビー差、尾坐長、仙横傾、腰横傾、仙縦傾及び腰縦傾の各因子データを説明変数とし、ステップ・ワイズ変数増減法による判別分析を行い、いずれの因子が側面姿勢の3型に寄与するのかを調査した。

2. 背面姿勢での右短脚型、正常型及び左短脚型をそれぞれ目的変数とし、身長、体重、BMI、脚長差、ヤコビー差、尾坐長、仙横傾、仙縦傾及び腰縦傾の各因子データを説明変数とし、ステップ・ワイズ変数増減法による判別分析を行い、いずれの因子が背面姿勢の3型に寄与するのかを調査した。

### 《BMI》
　体重kg÷（身長m）²

### 《脚長差》
　2.5mの一直線上に被験者を腹臥位にさせ、両下肢をそろえて足底面を垂直に保たせ、脚長差計で計測した。

### 《ヤコビー差》
　腹臥位において、左右の腸骨稜上端の左右差を脚長差計で計測した。

### 《尾坐長》
　腹臥位において、左右の坐骨下端と尾骨尖（最下端）との距離を尾坐長測定計で計測した。

### 《仙横傾と仙縦傾》
　腹臥位において、第2正中仙骨稜の横傾斜角と縦傾斜角を角度計（ミツモト社製 Level and Angle Finder）にて計測した。

### 《腰横傾と腰縦傾》
　腹臥位において、第2腰椎部の横傾斜角と縦傾斜角を角度計（ミツモト社製 Level and Angle Finder）にて計測した。

### 【結 果】

　31名中、側面姿勢では前傾斜型8名、正常型21名、後傾斜型2名であった。

　また、背面姿勢では右短脚型21名、正常型4名、左短脚型6名であった。

1. 側面姿勢との関連がみられたのは仙縦傾、腰縦傾及び仙横傾の3因子であり、前傾斜型8例中8例（100%）、正常型21例中20例（95.24%）、後傾斜型2例中2例（100%）がそれぞれ判別された。

2. 背面姿勢との関連がみられたのは、BMI及びヤコビー差の2因子であり、右短脚型21例中19例（90.48%）、正常型4例中3例（75%）、左短脚型6例中5例（83.33%）がそれぞれ判別された。

### 【考 察】

　側面姿勢に関与する因子として、仙縦傾、腰縦傾及び仙横傾の3因子、背面姿勢に関与する因子としてBMI及びヤコビー差の2因子が重要であると考えられる。

図2-4-7　第122回日本解剖学会（2017年3月29日）長崎大学にて

# 第5章 加齢によって体質は硬化する

## 5-1 血液の循環次第で柔軟になれる

　近年、子供や女性の身体が硬くなって、子女特有のしなやかさや柔軟性に欠けてきているといわれている。すぐキレるとか、飽きっぽい、疲れ易い、すぐ寝転ぶ、逃避する、必要な困難に挑めない、臨機応変が効かない等、何ごとにも控えめで消極的になる人が増えつつある。子供の身体は全ての細胞や組織が若くて柔軟性に富んでいるが、生まれながらに骨盤や背骨が硬く、運動が苦手で筋肉も関節も硬く病的なお子さんも見受けられる。また「嫋やかさ（しなやかさ・たおやかさ）」は女性の特権でもあり、男性より平均寿命が長いのも、柔軟性はより高く、妊娠や出産等に耐え、物事に順応する能力は、女性の方がはるかに高いからと考えられる。だが、昨今は柔軟性に欠け、しなやかさに遠く、身体の深部に硬い強張りのある女性や子供が増えてきている。

　柔軟性は男性にとっても必要なことで、肉体労働や長時間労働に耐えて健康維持と老化の予防にとって重要であり、常に細胞も含めた組織が柔軟で弾力に富んだ体を目指さねばならない。緊張した身体は俊足やダッシュには適応できますが、集中力や持続力には特に柔軟性がないと順応できない。

　動きの主たるものは関節と筋肉であるが、加齢によって身体が

硬いと感じたり、動きが悪くなると血液循環がスムースに行かず、組織には停滞が生じ、細胞は萎縮したり拘縮して変化する。さらに老化によって組織の硬縮化は進み、柔軟性を徐々に失い新陳代謝や血液循環の低下や停滞がおこり、病気を引き起こす環境をつくっていく。組織まで変化すると硬直や剛直まで進行していく。この貴重な柔軟性をとり戻し維持する訓練は短時間では効果が表れず、よほど根気と継続性がないと成果が得られないもののようである。

　私たちがこの貴重な柔軟性を取り戻し創り上げ、女性も更にしなやかさを維持するためには、たゆまぬ訓練と努力が必要なようである。柔軟運動だけはできるだけ早く気づいて、また根気よく進めないと効果が表れず、七難、八苦、苦難を越えてやっとの思いで柔軟になれるという大変な代物ではないかと思う。受難を受けるか柔軟になるかは大きな違いであり、柔軟性の保持は即「健康維持」「循環促進」に繋がる。

# 5-2　柔軟は継続しかない

　わたしたちの身の回りにこれから、宇宙で地上で、世界で日本で、どんな事象が起きてくるか定かではない。「自然の災害」では地震・津波、落雷、水害・台風、雪害・雪崩、土砂崩れ、竜巻、火山・ガス爆発、放射線被害、電磁波障害、紫外線被害、オゾンの破壊や大気圏外からの落下物、隕石、疾病、感染病、老化現象などの災禍がある。また、「人為的な災害」では公害、火災、爆発、

暴動、不況、恐慌、暴行、殺人、事件、事故、有害・有毒食品、経済不況などによって、生命や財産がいつ脅かされるか分かったものではない。この世に何が起きようと私たちは、自然界の全てを受け入れ、人為的な被害も最小限になるように努力して生き抜かねばならない。

そのためには、身も心も柔軟で筋肉が柔らかく、関節の動きは大きく早く動くということによって、いろんな事象や目まぐるしい科学進歩に限りなく臨機応変に順応していくことが最大限の保障となる。すこぶる健康な体の条件としては頭脳においても身体面においても柔軟に対処できることであり、よく動く骨格や関節をはじめ筋肉や臓器の働きを良くする基本的な身体能力が要求される。

ところがこの「柔軟な身体づくり」は決して一朝一夕にして得られるものではない。特に「柔軟体操」はいつも限界に挑むため、一定の痛みや辛さを伴い、ほとんどの人は痛みを伴うと恐れをなして中止するか中断する。これを継続することにはさらに困難を乗り越えねばならない。「柔軟性」は、成長とともに加齢や幾多の困難や試練鍛錬を乗り越えて、やっと手に入る財宝に等しいものであると言える。そうして、人は生きたように生き、生きたように去っていきます。そして人生の最終章には、その人らしい尊厳性と品格に満ち、喜びや幸せに包まれ、優しい家族や思いやりの中で全うできるのが、最高に創り上げられた人生であり、出来上がったものは一個人の芸術作品であるといえる。柔軟性の保持は即「健康維持」に繋がり創造力も豊かになれます。

## ▶コラム4◀　成功と幸せの秘訣

　1. 常に挑戦チャレンジする
　2. ありのままに生きる
　3. 続けていると何とかなる
　4. あとは有難う感謝
　この4つの法則が世界的で理想的な法則である（前野隆司「二十一世紀の幸福学が教える　幸せの法則」『致知』2018年10月号 pp.30-33、致知出版社より筆者作成）。

# 第6章 ▶ 柔軟運動は動きの中心と末端から

　「柔軟運動」の種類には数限りなくあるが、身体の基礎構造から末端まで、自己点検もふくめて必要な項目から取り組んでいく。体操と柔軟運動には質的に違いがあり、体操は関節や筋肉などを整えることが中心で、柔軟運動は硬くなった身体の可動範囲をさらに広げて弾力をつけていくことである。それは一定の動きを繰り返して筋力を付けながら深部の組織まで柔軟にする運動である。筋や関節は疲れると緊張状態になり休息すると解消しますが、疲労素が長期にわたり蓄積すると質的に変化して拘縮状態になる。一度拘縮した筋や関節は質的に強張りで硬直し、さらに進むと筋や関節に石灰が沈着し硬直変形まで進行する。質を変える為には量しかないのである。

## 6-1 末端から中心に向かって緩め、弾力をつけていく

　手足の末端、足趾の末端から緩めていく方法で特に冷え症の人は足の体温を計ると 25℃前後で体温より 10℃以上も低い人がいる。血液循環が悪く末端の迂回現象が低下して毛細管の細い道がさらに細く硬くなっている。足の冷え症を改善することが先決で、足趾も硬くなっているため足趾を動かす足底屈筋群の刺激が重要である（図 2-6-1、2 参照）。

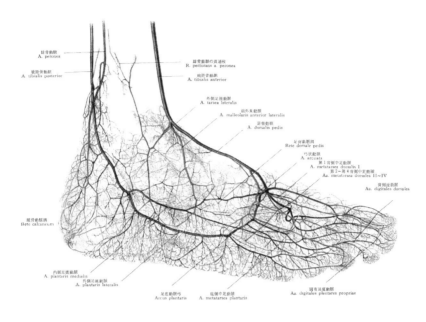

図 2-6-1　足の末端動脈血管

出典：金子丑之助『日本人体解剖学第Ⅲ』南山堂、1972 年、p.184

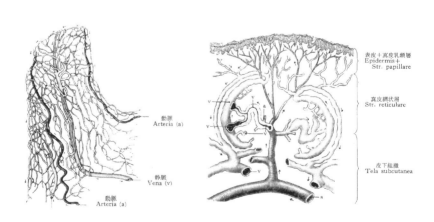

図 2-6-2　皮膚と腸絨毛末端の動静脈吻合

出典：図 2-6-1 に同じ、p.3

## （1）足の末端より柔軟体操

　足は上体を1日何10トンもの荷重を支える縁の下の力持ちである。この膨大な荷重に耐えるために、まずは足趾の末端から血液をよび込む柔軟体操をやり、奥の細道の拡張工事をする必要があります。骨盤を壊して血行の悪いままに使っていれば足は冷え支障をきたし全身に及びます。筆者は体温計で測れない足趾の体温計を作りましたが30°C以下の人がとても多く、満たされた足作りは足趾から足に対する感謝の気持ちを込めた手入れが必要です。

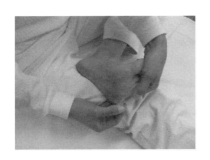

①足趾を緩める

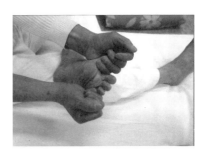

②足趾を開く

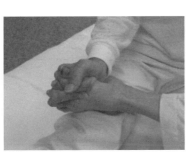

③趾股に手指を入れ足首回し

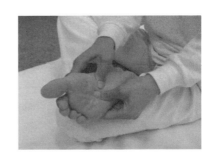

④足底を押す

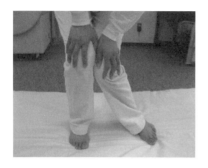

⑤膝ゆるめ

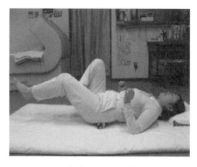

⑥自転車こぎ

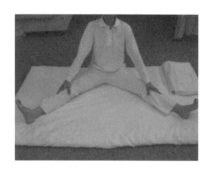

⑦座位股関節開脚

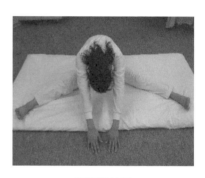

⑧開脚前屈

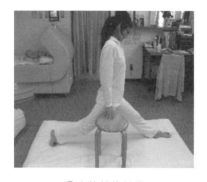

⑨立位前後開脚

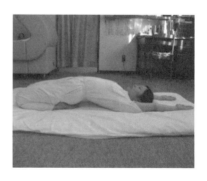

⑩正座後転

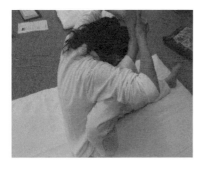

⑪頭上足上げ

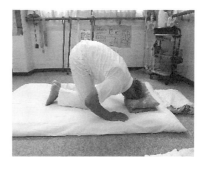

⑫頚椎左右前後運動

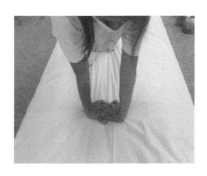

⑬前腕伸ばし

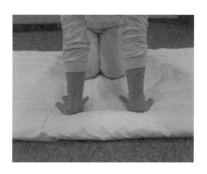

⑭手首返し

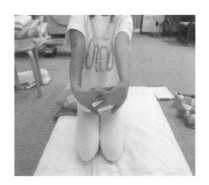

⑮手指そらし

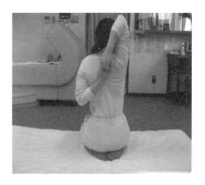

⑯背中手合わせ

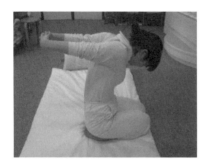

⑰腕の後挙

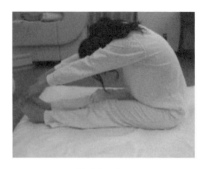

⑱座位前屈

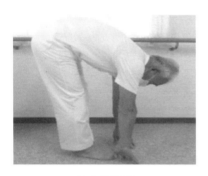

⑲立位前屈

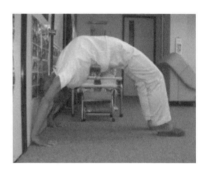

⑳ブリッジ

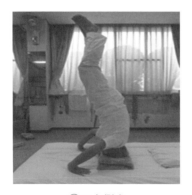

㉑三点倒立

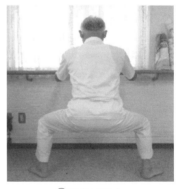

㉒スクワット

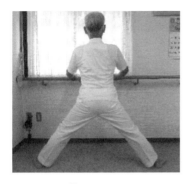
㉓立位開脚

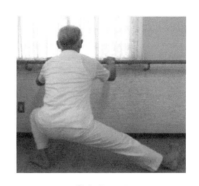
㉔左右開脚

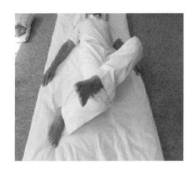
㉕膝折りたたみ

## （2）体の中心　骨盤から緩める

　体の動く中心軸粗面を緩め、仙腸関節、股関節や膝関節などへと末端に向かって進める方法である。いずれにしても「粗面」にはその人の歴史的な強張りがあり、それを解すことは一筋縄には行かないもので筋肉や関節拘縮などの壁を少しずつ取り除く作業で根気しかないといえる。1952年メンネルは、仙骨粗面中心と腸骨粗面中心がつくるこの結節を「運動軸」と命名し、ここを中心に僅かであるが仙腸関節を弧状に動かしているとした。ここは

以前にも述べた荷重伝達曲線の後方屈曲部となり約90°屈曲変換
した屈曲点となり、「身体上下重心」もその位置に保持している。
筆者は骨盤の屈伸運動による実験において、この「運動軸」が中
心となって動いていることを確かめた（図2-6-3、4、5参照）。

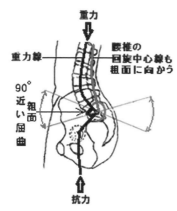

図2-6-3　粗面の駆動運動と重力線

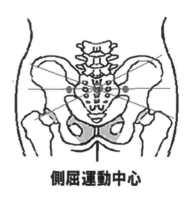

図2-6-4　骨盤の側屈運動中心
（左右粗面中心）

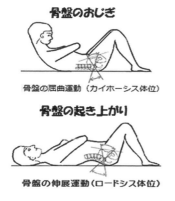

図2-6-5　骨盤の屈伸運動（重複）

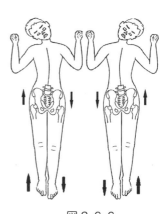

図2-6-6
左右粗面を交互に上下側屈運動

次に粗面治療の方法について図と写真を用いて説明する。

## 1）指圧の位置

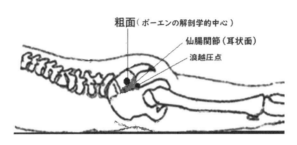

図2-6-7　粗面と耳状面、浪越圧点の位置

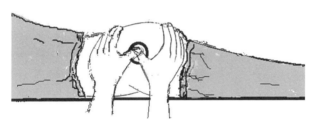

図2-6-8　粗面の指圧（骨間仙腸靱帯の走行に向かって）

## 2）粗面の治療のようす

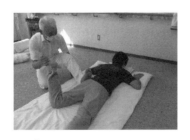

①腹臥位による粗面調整

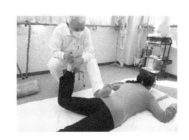

②台座上から粗面調整

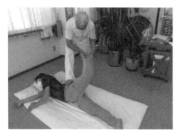

③側臥位による粗面調整

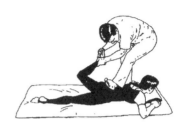

④左仙腸関節の調整

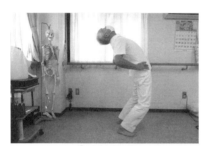

⑤立位後屈

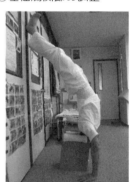

⑥逆立ちボックスで倒立

## （3）頑固な骨盤拘縮には器具を使って

### 1）一次元的粗面調整

水平方向から圧迫刺激（粗面部と骨間腸靭帯を緩める）

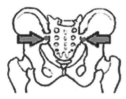

粗面に水平圧力

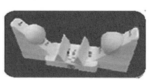

「こしらっく」中央の歯は外す

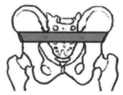

バラコンバンド巻く位置

図 2-6-9　粗面の側方から水平圧を加える

## 2）二次元的粗面調整

### 上方向への応力刺激（下垂した仙骨の挙上）

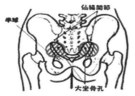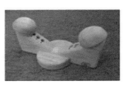

大坐骨孔の上縁を押して仙骨を挙上する　　骨盤創具

図2-6-10　骨盤創具（下垂した仙骨を挙上する）

## 3）三次元的粗面調整

### 前後垂直方向への尖断刺激（硬縮した粗面や耳状面を拡げる）

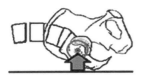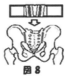

耳状面をつくる裂隙状の断層に尖断応力を加える　　手製の「ペルビック」 直接当てる粗面ほぐし

図2-6-11　裂隙状の耳状面断層に尖断応力をかける

　以上、三次元の骨盤調整器具を一個にまとめ「こしらっく」（図2-6-9参照）として実用新案を取得した。


# （4）その他の治療器具紹介

## 1）骨盤V台

　骨盤に下垂した仙骨を挙上するため、椅子の上に尖がりを前方

にして「骨盤Ｖ台」を置き、坐骨の間に入るように座って背骨を伸ばして、１〜３分間座る治療器具。重力や加齢などストレスによる仙骨の下垂現象を食い止め、腰抜けを予防する。軽いバルサ材使用。

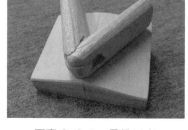

写真２-６-１　骨盤Ｖ台

## ２）くびらっく

　現代人は頭部や後頚部、肩背部に多くのストレスを溜めている。首から上の目、耳、鼻、口腔、喉、頭部など幾多の障害による、視力低下、頭痛、焦燥、不眠、物忘れ、認知症などの重症化によって社会問題化しつつある。これからは、できるだけ予防とストレス解消に精力を注がねばならない。

　「くびらっく」は手軽で温かいバルサ材で作られ、首だけでなく肩や鼠径部にも使用できる治療器具である。

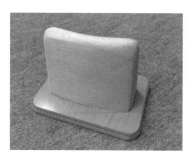

写真２-６-２　くびらっく

# からだを創る　心得カレンダー

1. からだは自然のごく一部　嘘をつかない正直者　油断も隙も与えてくれず
2. からだの叫びをよく聞いて　我慢しないで早めに手入れ　無理をしただけ休養を
3. 痛みつらさは自然の知らせ　避けて通れば膨らむばかり。
4. 急くな焦るな　くよくよするな　うまく付合え病気の元と　道は必ず開かれる
5. 居直ればかえって開ける迷い道　出口がはっきり見えてくる
6. 日常の生活サイクルまず正せ　快眠快食快便リズム
7. 血液は自然が育む宝物　食物と大気が良い血を作る
8. 一番たいせつ血のめぐり　全身をくまなく回れば万病解消
9. 自己の持つ自然良能大きな支え　計り知れないヒトの能力
10. 骨格はからだの資本　常に笑顔でよく動き　免疫力をつけて正しい姿勢
11. 骨盤は身体の要　元から治せ　時は費やしても　無駄にはならぬ
12. 関節は動きの主体　生命の強弱動きで決まる　中心を正せば周りは動きよい
13. 平凡な継続こそが実を結ぶ　ゴム巻き　体操　柔軟めざして根気よく
14. 老化は足より　足の先から付け根まで　手入れをしながらまず歩行
15. 健脚に恍惚すくなし　歩くも走るもマイペース　高齢社会を背負う高朗者に
16. 自然は科学で学び　愛情は哲学的だ　より深い思索で世界を広く
17. カタツムリたとえ歩みは遅くとも　あとに一筋光残して
18. からだと心をねらうすきま風　体力気力で病魔退散　治った後にも弛まぬ努力
19. 菌や植物は動物の大先輩だ　先輩から感性や根性を見習いたい
20. 柔軟は七難　八苦　苦難を越えて　やっと柔軟になる代物だ　諦めないで

21. 頑固な骨盤は厄介だが 禍の故郷にならぬ様 常によく成りたいと望んでる

22. からだ創りは 自己の長所を伸ばし 弱い部分を強さに変える大きなチャンス

23. 骨盤は生命誕生の故郷 重心と姿勢動作の原点を備え 凄いエネルギーで大活躍

24. 健康長寿をなしうる骨盤は 生涯を支える柔軟性と強靭性を備えてる

25. 粘り踏ん張りは腰の力 うどん蕎麦にも腰がある方が美味しい

26. 日の出に向かって歩き 朝日を背に受け帰りゆく 早朝ウォークは格別で 雨天は身も心も洗い流す機会となる

27. 身体は使ったように壊れ 自然治癒は壊れたように治りゆく

28. よく動く体を創り続け 硬めなきよう適度な運動 ヒトは動く先進動物だ

29. からだは生涯かけて創るもの こんな筈ではなかったと言いたくない

30. 一度だけの人生・生命だから 自然で自由で勇敢に 自分の使命を果たしたい

31. くじけずに闘病街道まっしぐら 誠意を尽くして自己錬磨

寺本喜好作、黒田貴美子編『病気を治す心得カレンダー』（1993）を一部改訂。

# 参考文献

五味勝（1989）『腰痛あまりにも多すぎる』八広社

五味雅吉（1979）『増補骨盤調整健康法 体は骨盤から治せ』八広社

中尾良一 小宮山かよ子 (1997)『尿療法・いのちの泉』大曜出版

五味雅吉 (1986)『腰痛よく黙っていたもんだ』八広社

五味雅吉 (1984)『股関節脱臼は克服できる』八広社

石塚寛 (1985)「仙腸関節研究の歴史を探る①」『月刊自然良能』4月号

I.A. Kapandji 著 荻島秀男監訳 嶋田智明訳 (1974)『カパンディ関節の生理学 Ⅲ』医歯薬出版

石塚寛（1985）「仙腸関節研究の歴史を探る②」『月刊自然良能』5月号

浪越徳治郎 浪越徹 (1972)『図解指圧教本』実業之日本社

石塚寛 (1985)「仙腸関節研究の歴史を探る⑤」『月刊自然良能』8月号

平沢彌一郎 (1957)『保健体育 スタシオロジー』放送大学教育振興会 p.161

平沢彌一郎 (1985)『保健体育 スタシオロジー』日本放送出版協会 pp.190-191

A.S. ローマー T.S. パーソンズ著 平光厲司訳 (1983)『脊椎動物のからだ その比較解剖学』法政大学出版局

ロバート・サページ著 マイケル・ロング図 瀬戸口烈司訳 (1991)『図説 哺乳類の進化』テラハウス

金子丑之介 (1956)『日本人体解剖学 (I Ⅱ Ⅲ)』南山堂

竹内京子 (2012)『見るみるわかる骨盤ナビ』ラウンドフラット

相賀徹夫 (1979)『植物のくらし百科図鑑』小学館

寺本喜好 (1991)『脚長差、脊柱(腰仙部)形態及び重心ローテーションの検索から、仙腸関節マニュプレーションによる姿勢の改善について」『放送大学卒業論文集』

森亨 (2000)『図解からだのしくみ・はたらきがわかる事典』西東社 p.49

片瀬淡『カルシュウムの醫学』人間医学社、1948年

平沢彌一郎他 (1977)『日本人の直立能力について 第2回姿勢シンポ』人間と技術社 pp.41-46

山田憲吾 (1971)「脊柱側彎と平衡」『姿勢シンポジウム論文集』姿勢研究所 p.138

古沢清吉 (1981)『職場検診からみた腰痛』医歯薬出版 pp.145-150

寺本喜好 (1995)「身体重心と重心ローテーションの軌跡について」『理学療法科学』10(4) pp.207-214

中村隆一 斉藤宏 (1976)『基礎運動学』医歯薬出版 p.292

平沢彌一郎 (1971)「人の「躯立ち」と重心図」『姿勢シンポ論文集』姿勢研究所 pp.43-61

水野祥太郎 (1981)「仙腸関節のくじき痛み 腰痛編」『腰痛』医歯薬出版 pp.26-32

寺本喜好 (1992)「脚長差の発生と要因に関する一考察」『理学療法のための運動生理』7(4) 理学療法科学学会 pp.227-234

竹安正夫他 (1977)「老人の脊柱変形が下肢に及ぼす影響」『第 2 回姿勢シンポジウム論文集』人間と技術社 pp.331-338

寺本喜好 (1993)「腹臥位における骨盤と腰部の背面彎曲の一考察」『理学療法のための運動生理』8(4) 理学療法科学学会 pp.201-208

藤田光子他 (1977)「姿勢について」『第 2 回姿勢シンポジウム論文集』姿勢研究所 p.35-40

猪飼道夫 (1966)『姿勢および運動のメカニズム 新生理学上巻』医学書院 pp.1105-1112

松本玲子 (1989)「腰痛患者における仙腸関節マニピュレーション後の骨盤傾斜の変化」『理学療法ジャーナル』23(4) 医学書院 p.238

津山直一 (1981)「姿勢の是正度と簡易姿勢計の応用」『姿勢研究』1(2) 姿勢研究所 pp.113-121

寺本喜好 (1996)「骨盤調整が股関節疾患患者の脚長差と重心に与える影響」『理学療法科学』11(4) 理学療法科学学会

山口義臣他 (1977)「日本人の姿勢」『第 2 回姿勢シンポジウム論文集姿勢』人間と技術社 p.15-32

W.Henry Hollinshead 他著 日本作業療法士協会訳 (1974)『四肢及び脊柱の機能解剖』協同医書出版社

五味雅吉（1995）『股関節脱臼 骨盤正せばこんなに違う』八広社

Michael D. other. (1990). The Superior Intrcapsular Ligament of the Sacroiliac Joint:Presumptive Evidence for Confirmation of Illi's Ligament. *Journal of Manipulative and Physiological Therapeutics* , vol.13, no.7.

Junzo Kawada, kazutaka Adachi,other. (2015 )*The Techniques of the Body and Morphological Characteristics of Five Ethnic Groups of West Africa.* Kanagawa University.

Albee FH. (1909). *A study of the anatomy and the clinical importance of the sacroiliac joint. JAMA.* vol.53:1273‒1276.

Douglas E. Derry. (1911). *Note on accessory articular facetsbetween the sacrum and ileum and their significance.* Journal of Anatomy and Physiology. vol. XLV.Thirdseriesn

R.Brooke.(1924). *The sacroiliac joint.* Journal of Anatomy and Physiology. 58:299.

S.B. Seligmann. (1935) *Anatomischer Anzeiger.* Anat.Anz. lXXIX,79. p298.

M.Trotter. (1940). *A common Anatomical Variation in The Sacro-iliac Region.* Journal of Bone and Joint Surgery. vol.XXll,No2.

Jases Mennell.(1952).*The Science and Art of Joint Manipulation. vol.2. The spinal column.* McGraw-Hill Book Company

Ⅴ .BOWEN and CASSIDY. (1981).*Macroscopic and Microscopic Anatomy of the Sacroiliac Joint from Embryonic Life Until the Eighth Decade, SPINE.* vol.6,no.6.

Odd Bakland and Jon Helge Hansen(1984).*The ˝axial sacroiliac joint˝ Anatomia Clinica.* Anatomia Clinica Springer Vering. vol.6.

MICHAEL D. FRREEMAN .DC 他『The Superior Intrcapsular Ligament of the Sacroiliac Joint』Journal of Manipulative and Physiological Therapeutics Vol.13 No.7（1990）

Wiles,P『Postural deformities of anteroposterior curves of spine』Lancet: 911‒919（1937）.

# おわりに

　本書はとても堅苦しい人体解剖学、生理学を基本とし運動力学などの最低限の知識を取り入れましたが、柔軟でしなやかな体づくりに役立てればこの上ない幸せです。

　私は兄弟の難病や妻の体調不良から食事療法を取り入れ、骨盤調整法の創始者五味雅吉先生の指導を受けて骨盤を中心とした全骨格調整法を教わりました。その中で縁あって解剖学者や人類学者に遭遇し、治療ではあくまで体の根本から修復することに集中してきました。その基本が体の基盤であり骨盤の仙腸関節から治すと背骨の歪みもよくなると40年以来取り組んできました。しかし仙腸関節がどうして狂っていくのかそのメカニズムを探りたいと思い、動くものには中心があるのではないかと色々実験を重ねた結果、仙腸関節のすぐ後方にある「粗面」に中心軸のあることが分かり、この軸が骨盤を駆動して、全身運動の出発点になっていることに気付きました。そのあとは全て患者さんから教えられた実学でありこれまで色々と実証されつつあります。

　骨盤は生命誕生の故郷であり、全身を駆動する粗面を中心とした身体躍動の中心的な役割を持っている。だが背骨を立てる負担は大きくストレスと禍の古里にもなる。生命を脅かす宿命的な故郷でもあるため、生きている限り骨盤を硬めないで融通の利く丈夫な骨盤をつくり、手足も柔軟にして根気よく身体を創り上げるしか道はないと思いました。

　柔軟を人生の友として生涯やり続け、何歳になっても今からこれからと思っています。これからは平等に世を照らす太陽のよう

に輝いて、どんな汚れた川の水でも受け入れて綺麗な水を野山に返していく太平洋のように自然と一体となって、残された人生いつまでも柔軟でしなやかに生きてゆきたい。

2024 年 7 月　寺本喜好

## ■編著者紹介

寺本　喜好（てらもと　きよし）

| | | |
|---|---|---|
| 1942（昭和 17 年） | 京都府舞鶴市生まれ |
| 1961（昭和 36 年） | 京都府立東舞鶴高校卒業 |
| 1961（昭和 36 年） | 日本板硝子舞鶴工場勤務 |
| 1971（昭和 46 年） | 自然良能会 骨盤調整法 五味雅吉治療所入所 |
| 1974（昭和 49 年） | 東京・長生学園卒業　あんまマッサージ指圧師免許 |
| 1974（昭和 49 年） | 日本解剖学会入会　東邦医大幡井 勉教授推薦 |
| 1976（昭和 51 年） | 自然良能会 舞鶴支部 寺本治療所開設 |
| 1980（昭和 55 年） | 「自然良能会」設立に寄与　よびかけ規約　全国組織結成 |
| 1988（昭和 63 年） | 自然良能会 福知山支部開設 |
| 1991（平成 3 年） | 放送大学卒業　卒論東邦医大五味敏昭助教授指導 |
| 1993（平成 5 年） | 放送大学研究生修了 |
| 1993（平成 5 年） | 日本人類学会入会　埼玉県立大学五味敏昭教授推薦 |
| 1994（平成 6 年） | 編著『健康に挑む』八広社　またひらこう会執筆協力 |
| 1999（平成 11 年） | 「こしらっく」実用新案特許登録 |

ホームページ「寺本治療所」https://teramoto.site.com

柔軟に挑む　　現代医学の盲点・骨盤の粗面と仙腸関節

2024 年 7 月 1 日　初版第 1 刷発行

編　著　寺本 喜好
発行者　池田 勝也
発行所　株式会社翔雲社
　　　　〒 252-0333　神奈川県相模原市南区東大沼 2-21-4
　　　　TEL　042-765-6463　　　　　　　FAX　042-765-6464
　　　　振替　00960-5-165501
　　　　https://www.shounsha.co.jp/
発売元　株式会社星雲社 （共同出版社・流通責任出版社）
　　　　〒 112-0005　東京都文京区水道 1-3-30
　　　　TEL　03-3868-3275　　　　　　　FAX　03-3868-6588
印刷・製本　株式会社アルキャスト